DE LA VALEUR THÉRAPEUTIQUE

DES

COURANTS CONTINUS

DU MÊME AUTEUR

Du Diabète phosphatique. — Recherches sur l'élimination des phosphates par les urines ; conditions physiologiques modifiant l'élimination des phosphates ; influence du régime alimentaire ; variations pathologiques.

Paris, 1877, in-8°, avec 7 tableaux et une planche de tracés.

5381. — PARIS. — IMP. TOLMER ET ISIDOR JOSEPH, 43, RUE DU FOUR-SAINT-GERMAIN

DE LA VALEUR THÉRAPEUTIQUE

DES

COURANTS CONTINUS

PAR

Le Docteur L.-J. TEISSIER,

Ancien interne des Hôpitaux de Lyon,
Lauréat de l'École de Médecine de Lyon (1871-1873),
Lauréat de la Faculté de Médecine de Paris,
Membre correspondant de la Société Anatomique.

AVEC PLANCHES INTERCALÉES DANS LE TEXTE

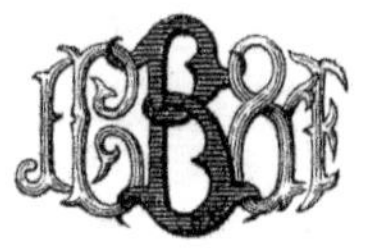

PARIS

LIBRAIRIE J.-B. BAILLIÈRE ET FILS

Rue Hautefeuille, 19, près le boulevard Saint-Germain.

1878

A MON PÈRE

Le Professeur B. TEISSIER (de Lyon).

AVANT-PROPOS

I

Toutes les fois que deux corps susceptibles d'agir chimiquement l'un sur l'autre se trouvent en contact, il y a production d'électricité. Si l'on réunit ces deux corps par un circuit métallique, le fluide électrique traverse ce circuit, on dit alors qu'il s'est établi un courant. Ce courant suit un sens déterminé par la nature des réactions chimiques qui s'opèrent au niveau des deux corps en présence; son point de départ est le pôle positif, son point d'arrivée est le pôle négatif. Mais si l'on intercale dans ce circuit métallique une partie quelconque d'un organisme vivant, cette partie formant alors conducteur sera à son tour traversée par le courant ; de plus, il est probable qu'en vertu des propriétés physiques ou chimiques de l'électricité, ces parties devront se trouver influencées, voire même modifiées dans leur nutrition ou dans leur fonctionnement. Tel est sans doute le point de départ de l'application qu'on a faite du courant de pile à la thérapeutique.

C'est intentionnellement que nous employons le mot de courant de pile, ou courant galvanique, car nous pensons que c'est plutôt *à la nature de l'action qu'à la durée de cette action* que s'applique le mot de courant continu. S'il en était autrement, les limites de ce travail se trouveraient considérablement étendues, car nous aurions à apprécier, outre la valeur du galvanisme en thérapeutique, les avantages ou les inconvénients de l'électricité franklinienne, qui, elle aussi, et pendant longtemps, a été utilisée *sous forme d'applications continues ;* nous voulons parler du bain électrique tel qu'on le pratiquait au siècle dernier, tel que les travaux de Guillaume Lobé(1)(1743),Jalabert(1750),Hartmann(1770),Sauvage(1771)‘ Pickel (1778), Mauduyt, Marigues (2) (1773), Carvallo (1781), ont contribué à le faire connaître ; tel qu'enfin Hufeland nous l'a présenté dans la thèse qu'il publia à Leipsig en 1783.

La question qui nous est posée est déjà trop vaste pour que nous ne cherchions à la restreindre, et c'est pour cela que dans ce travail, sous le nom de courant continu, nous ne parlerons que de courant de pile qui, *au point de vue de la permanence de l'action*, est presque uniquement employé aujourd'hui.

L'histoire des courants continus commence avec les découvertes de Galvani et de Volta. Celles-ci ne tardèrent pas à imprimer une puissante impulsion aux études d'électro-physiologie qui devinrent le point de départ de nombreuses applications médicales. A. de Humboldt multiplie les recherches, et se soumet lui-même à l'expérimentation (1795) ; Pfaff veut mettre en lumière l'action intime du courant galvanique ; Wohlrob en exalte les vertus thérapeutiques (1796, Leipsig). En France, Marat publie ses deux traités sur l'électricité; Sue fait sa grande histoire du galvanisme (1803); Nysten rapporte la série de ses longues expériences ; Ponton d'Amécourt en étudie méthodiquement plusieurs des principales applications (3).

A la même époque, Aldini, neveu de Galvani, dédie son important traité à Bonaparte, premier consul. Grapengiesser,

---

(1) Guillaume Lobé. — *Vis corporum electrica. Dissertatio,* Lugduni Batavorum, 1743.

(2) Marigues. — *Suite de la guérison de la paralysie par l'électricité.* Paris, 1773.

(3) De Ponton d'Amécourt. — *Exposé du galvanisme,* Paris, 1803.

à Berlin, écrit un des ouvrages les plus complets que nous possédions sur la matière (1801).

On peut juger, à l'étendue et à la rapidité du mouvement, l'enthousiasme qui accueillit la découverte de l'électricité animale. Mais cet enthousiasme fut lui-même un danger. La méthode ne tarda pas à sortir des limites de l'application scientifique et, ce qui est inévitable en pareil cas, à tomber entre les mains des empiriques. Bientôt il ne devait plus y avoir de maladie qui osât résister aux courants galvaniques, et à lire les observations du temps, il semblait qu'on venait de découvrir la panacée universelle. L'électricité guérissait tout : jusqu'à « la fièvre quarte, les teignes, la gonorrhée, la leucorrhée, l'épilepsie, l'hémoptysie et la mélancolie chronique ».

Une réaction violente succède bientôt à de pareilles exagérations, et le galvanisme semble tomber dans l'oubli ; seul Aldini lutte encore et s'efforce de le soutenir par des observations plus précises et des expériences plus rigoureuses.

Cette seconde période de l'histoire du galvanisme médical s'étend presque jusqu'en 1850, époque à laquelle on commence à utiliser de nouveau les courants de pile en thérapeutique. Mais alors *ces applications* médicales ne reposent plus sur les données de l'empirisme pur, elles ont pour base les recherches méthodiques et persévérantes que, dès le premier quart de notre siècle, Ritter et Nobili et depuis, Becquerel, Matteucci, Marianini, Du Bois-Reymond ont entreprises sur l'électricité animale : c'est une troisième période véritablement *scientifique* qui s'ouvre alors et qui se signale déjà par de nombreux travaux. C'est toutefois en Allemagne que la méthode tendit le plus rapidement à se répandre. Les travaux de Bezold, les thèses de Pflüger et de Benedikt y ont largement contribué. A ces recherches surtout théoriques succèdent bientôt les publications plus pratiques de Remak, de Rosenthal, etc., etc.

En France, le mouvement fut plus lent. Dès 1859 cependant, Chauveau avait commencé ses études sur les actions polaires, Hiffelsheim avait préconisé les courants de pile et l'action des chaînes de Pulvermacher dans un certain nombre de maladies. Brown-Sequard dans son *Journal de physiologie*, Onimus dans celui de C. Robin, avaient déjà étudié avec soin plusieurs des actions physiologiques propres aux courants galvaniques. Mais c'est principalement à partir de 1864, époque à laquelle Remak exposa sa méthode dans sa conférence à l'hôpital de la Charité, qu'au point de vue pratique l'emploi des courants continus commença à se généraliser dans notre pays. C'est aux recherches de Le Fort, d'Onimus, de Tripier que l'on doit en grande partie ce résultat.

On s'étonnera peut-être de ne pas voir figurer le nom de Duchenne dans cet exposé historique. C'est que Duchenne, qui a tant fait pour l'électrisation localisée, a toujours cherché à atténuer l'importance des courants constants. Il ne les employait qu'à contre-cœur, ayant toujours à la mémoire le souvenir d'un accident qui lui était survenu dans une de ses premières applications.

Ainsi l'emploi des courants continus en thérapeutique s'est une seconde fois très-rapidement vulgarisé, et aujourd'hui nous possédons les documents les plus importants sur la matière. A côté des traités didactiques de Remak, Benedikt, Brenner, Onimus, Cyon, Rosenthal, Poore, Beard et Rockwel, Althaus, on trouve les plus utiles enseignements dans les publications moins volumineuses d'Hitzig, d'Erb, de Jaccoud, de Moritz, Meyer, A. Tripier, Russell, Reynolds, de Zech, de Bärwinkel et de Pierson (1). Malgré toute cette richesse de documents, les faits absolument positifs sont très-rares, les résultats véritablement

(1) Pierson, *Compendium des Electricit..t.* 1878.

indiscutables peu nombreux, et à lire tout ce qui a été écrit sur le sujet, à voir le nombre des maladies dans lesquelles les courants constants sont préconisés, et surtout les conclusions contradictoires auxquelles sont arrivés des observateurs également recommandables, on est en droit de se demander si l'on n'est pas retombé dans le défaut qui a marqué le commencement du siècle, et si la valeur thérapeutique des *courants continus* n'a pas été considérablement exagérée.

Ce travail ne doit avoir d'autre but que celui de rechercher, au milieu de toutes ces assertions de sens opposés, et dans l'ensemble des observations sans nombre où le courant constant a été employé avec plus ou moins de succès, quelle est la véritable valeur de l'électricité galvanique appliquée à la thérapeutique, ce qu'on peut en attendre, ce qu'on est en droit d'espérer d'elle. Mais, pour arriver à ce résultat, étions-nous en possession d'une méthode critique suffisante, et avions-nous entre les mains les documents nécessaires pour ne pas nous égarer dans notre jugement ?

Deux procédés critiques se sont présentés à notre esprit. On pouvait, d'une part, commencer par étudier le rôle physiologique du courant constant, en formuler l'action sur l'organisme sain ; puis, se fondant sur les données fournies par ces recherches, reconnaître comme résultat définitivement acquis ceux qui coïncideraient avec les enseignements de l'expérimentation et rejeter ceux qui y seraient contradictoires.

On pouvait, d'autre part, se livrer à un simple travail de statistique : compter d'un côté les faits favorables, additionner de l'autre les cas d'insuccès et accepter les conclusions fournies par les chiffres.

Les deux méthodes prises isolément sont également défectueuses. Tout d'abord, l'expérimentation physiologique ainsi qu'on pourra s'en assurer bientôt, ne nous donne encore que des enseignements incomplets ; sur bien des points elle reste absolument muette. Ce n'est donc pas une base solide sur laquelle il nous soit permis de nous appuyer uniquement. Et quand même nos connaissances seraient plus avancées sur ce sujet, nous ne serions pas en droit de nous en servir pour juger en dernier ressort. Qui n'a vu des faits cliniques absolument indiscutables et qui semblaient pourtant en opposition flagrante avec les principes de la physiologie ; qui pourrait donc affirmer que les lois de l'organisme malade soient identiques à celles de l'organisme sain ?

Le procédé de la statistique, d'un autre côté, est un procédé brutal : on est forcé de classer dans la même catégorie des observations qui ne sont souvent pas comparables. De plus, dans les publications spéciales, on s'empresse de mettre en lumière les cas heureux, et les insuccès sont habituellement laissés dans l'ombre. La statistique, comme nous pourrions la faire en pareil cas, serait aveugle, et ses résultats mensongers.

C'est en nous fondant sur ces considérations que nous avons cru devoir adopter une méthode mixte. Nous aurons recours à la physiologie dans ce qu'elle nous apprend de précis pour apprécier l'importance des faits cliniques, et pour nous demander si, rigoureusement, scientifiquement parlant, l'emploi de la méthode était justifié dans l'espèce. Mais nous tiendrons grand compte aussi des données de l'observation, les faits soigneusement, consciencieusement observés devant toujours être pris en sérieuse considération.

Nous diviserons donc ce travail de la façon suivante :

Dans une PREMIÈRE PARTIE, nous étudierons le courant continu indépendamment de toute influence thérapeutique ; nous passerons en revue ses propriétés essentielles : propriétés physiques, chimiques, et les avantages qui leur sont inhérents. Nous entrerons aussi dans quelques détails circonstanciés au sujet de leur action physiologique.

Dans une DEUXIÈME PARTIE, nous aborderons la clinique pure et nous chercherons à apprécier d'une façon aussi exacte que possible la valeur des divers documents que nous avons pu recueillir. Cette partie, essentiellement pratique, sera divisée en deux chapitres secondaires.

Le premier chapitre comprendra l'*Étude des phénomènes morbides* où les propriétés physiques des courants ont été utilisées.

Ici, notre intention n'est point d'apprécier la valeur des courants de pile dans les applications qui ont été faites à telle ou telle maladie. Le courant continu ne s'adresse pas à une affection plutôt qu'à une autre.

Comme pour la plupart des substances médicamenteuses, ce n'est pas contre une maladie déterminée que son influence est dirigée. — Les remèdes spécifiques sont rares, si même ils existent. — Les actions thérapeutiques s'adressent simplement aux éléments morbides communs : spasmes, paralysies, douleurs, troubles vaso-moteurs, par exemple, etc., et c'est pour cela que nous nous bornerons à passer en revue les différentes influences que peut exercer l'électricité galvanique :

1° Dans les troubles de la motilité : paralysie, tremblement, spasme ;

2° Dans les troubles de la sensibilité (générale ou spéciale) : douleur, anesthésie, nous réservant de rapprocher de ces deux chapitres accessoires quelques affections chroniques du cerveau et de la moelle ;

3° Dans les troubles circulatoires (auxquels on peut ajouter les troubles de sécrétion) : congestions, névroses vaso-motrices ;

4° Dans les troubles de la nutrition proprement dite, comprenant surtout les atrophies et certaines dyscrasies constitutionnelles.

Le deuxième chapitre traitera de l'*Emploi des propriétés chimiques de l'électricité galvanique*. Nous nous bornerons, bien entendu, à celles d'entre elles qui relèvent plus directement du domaine de la médecine proprement dite. Le rôle de l'électrolyse dans la cure des anévrysmes de l'aorte constituera la partie la plus importante de ce chapitre.

Nous résumerons en terminant les principaux résultats auxquels nous aurons été conduit par la discussion des faits, nous appliquant à formuler nettement les avantages de la méthode, si véritablement il en existe ; signalant sans parti pris les inconvénients qu'elle peut présenter.

Enfin, dans un *appendice*, nous dirons quelques mots des principaux appareils aujourd'hui utilisés et des conditions qu'ils doivent réaliser pour pouvoir être utilement employés. Le manuel opératoire aussi sera sommairement indiqué.

Pour arriver à porter sur cette méthode un jugement aussi sûr que possible, nous nous sommes adressé à tous ceux dont l'expérience pouvait nous éclairer. Nous nous sommes mis en rapport non-seulement avec les hommes qui en France ont étudié avec le plus de soin ces questions délicates, mais avec ceux qui à l'étranger passent à juste titre pour les électro-thérapeutes les plus distingués.

Que tous ceux qui ont bien voulu nous prêter leur concours reçoivent l'expression publique de nos remercîments.

DE LA VALEUR THÉRAPEUTIQUE

DES

COURANTS CONTINUS

PREMIÈRE PARTIE

DU COURANT CONSTANT. — PROPRIÉTÉS PHYSIQUES. —
PROPRIÉTÉS PHYSIOLOGIQUES.

Envisagé en dehors de toute action thérapeutique, le courant continu mérite d'être étudié au point de vue de ses propriétés essentielles :

1° Grâce à sa tension (1), il peut vaincre d'énormes résistances ;

2° Grâce à la constance de son action, il peut faire pénétrer dans l'organisme des quantités d'électricité considérables ; et cela sans secousses, sans ébranlement notable, si l'action chimique de la *pile est véritablement constante*.

Ces deux avantages du courant de pile sont reconnus par tous les électro-physiologistes ; c'est ce qui faisait dire à Remak : « Le courant continu possède une action plus intense et beaucoup plus bienfaisante que les autres courants ; il doit cette supériorité à la facilité avec laquelle il permet d'introduire

(1) Voir à l'*Appendice* les notions de physique générale et la technique relative à l'emploi des instruments.

une grande quantité d'électricité dans le corps, sans secousses et sans douleurs. (Conférence de la Charité, 1864.)

Il permet surtout d'agir sur les organes profondément situés, et ceci a une grande importance, puisque, comme les expériences de Schiff et d'Hitzig l'ont démontré, les organes centraux, principalement le cerveau et le cervelet, ne répondent à l'excitation électrique que si elle est longtemps prolongée. (Communication personnelle du 8 avril 1878.)

Ceci dit sur les qualités propres, inhérentes à la nature du courant de pile, examinons quelles sont les réactions que ce courant provoque dans l'organisme vivant lorsqu'il est mis en rapport avec lui.

Ces actions sont de différents ordres ; il est en effet des influences spéciales qui sont liées au passage même du courant ; il en est d'autres qui se produisent au moment où on l'établit, comme au moment où on le suspend. (Ces dernières s'expliquent facilement par le changement brusque provoqué par l'ouverture ou la fermeture du circuit.) Mais là probablement ne s'arrêtent pas les effets du courant de pile sur nos tissus, et il est fort possible que ce courant ait des effets tardifs qui se manifestent encore après sa suspension ; nous voulons parler de ces courants secondaires qui peuvent prendre naissance par suite de la polarisation des électrodes ou de l'action électrolytique qui a pu se produire au niveau même où ces électrodes ont été appliquées.

Nous allons passer successivement en revue les divers effets du courant constant sur les principaux systèmes de l'économie.

1° *Action sur les nerfs et sur les muscles.* — Cl. Bernard avait remarqué depuis longtemps qu'un muscle correspondant à un nerf excité par un courant galvanique de faible intensité se contractait seulement à la fermeture du circuit. Mais, c'est à l'école allemande, aux travaux de Du Bois-Reymond, Pflüger, de Bezold, Erb, Eulenburg que l'on doit la connaissance des lois presque mathématiques qui règlent la contraction musculaire sous l'influence de l'excitation galvanique. Dans cette école, on tient grand compte de l'intensité du courant et surtout de sa direction. On connaît ces formules presque célèbres que posait Pflüger dans sa thèse de 1860 et qui aujourd'hui encore font presque force de loi en Allemagne.

Voici les quatre lois de Pflüger :

1° Pour les courants faibles (aussi bien dans le courant ascendant que descendant) : à la fermeture, secousse; à l'ouverture, pas de réaction.

2° Pour les courants de moyenne intensité (ascendant ou descendant) : secousse à la fermeture et à l'ouverture.

3° Pour les courants forts: si ascendants, repos à la fermeture, secousse à l'ouverture; si descendants, secousse à la fermeture; à l'ouverture, repos.

4° Pour les courants très-forts : à la place de la secousse à l'ouverture, il y a tétanos à l'ouverture (1).

Pour que ces effets se produisent, l'excitation doit être faite suivant un sens déterminé; les électrodes doivent se trouver appliquées dans deux plans horizontaux différents, car si l'excitation portait à l'extrémité du même diamètre transversal, la contraction musculaire n'aurait pas lieu (Funke, Du Bois Reymond, Ranke, Wintrebert) (2).

---

(1) Voici la notation allemande que nous reproduisons, parce qu'elle se retrouve dans plusieurs observations :

1° Bei schwachen Strœmen...............	$\widehat{\odot} \quad \underset{\downarrow}{\odot}$ —	Sch Z Oe R
2° Bei Mittel starken *St.*...............	$\widehat{\odot} \quad \underset{\downarrow}{\odot}$ —	Sch Z Oe Z
3° Bei starken *St.*............	$\overset{\uparrow}{\odot} = \dfrac{\text{Sch R}}{\text{Oe Z}} \quad \underset{\downarrow}{\odot} = \dfrac{\text{Sch Z}}{\text{Oe R}}$	
4° Bei sehr starken *St.*................	$O = T$	

    Sch. — Fermeture.
    Oe — Ouverture.
    Z — Convulsion.
    R — Repos. — T — Tetanos.

Nous joignons à cela l'explication des signes suivants :

    An — Anode ou pôle positif.
    Ka — Cathode ou pôle négatif.

Les expressions ont été imposées par Faraday.

(2) Wintrebert. *Des courants continus.* Th. Paris, 1866.

Ajoutons enfin que la contraction de fermeture est toujours plus forte que la contraction d'ouverture, quel que soit le sens du courant (Onimus).

Ainsi donc un *nerf moteur* est excitable par l'application d'un courant galvanique ; et la contraction d'un muscle qui lui correspond trahit cette excitabilité *à la fermeture ou à la rupture du circuit*. Or il reste à se demander si pendant tout le temps que le courant passe, ce nerf et son muscle congénère sont absolument silencieux.

Remak prétend que pendant toute la durée du passage du courant, existe un léger degré de *contraction musculaire tonique* se traduisant par un faible raccourcissement dans la longueur du muscle, fait qui indiquerait que le nerf ne cesse pas d'être impressionné. C'est là la *contraction galvano-tonique de Remak.* Un de ses caractères essentiels, c'est qu'elle peut être vaincue par l'effort volontaire.

Cet état particulier de la tonicité musculaire n'a pas été admis par tous les électro-physiologistes : Duchenne la niait ; Onimus l'admet au contraire et la considère comme un phénomène réflexe prenant naissance sous l'influence de la douleur. Pour lui, elle ne se produit qu'avec le courant descendant et est surtout appréciable (comme l'avait, du reste, avancé Remak) sur les muscles du larynx. (Onimus rapporte le fait d'une malade observée dans le service de **M.** le professeur G. Sée, à la Charité, où la chose était extrêmement nette, p. 537.)

Nous ne pouvons pas affirmer que la contraction galvano-tonique soit un fait constant. Ce que nous pouvons dire seulement, c'est que le courant galvanique peut, pendant son passage, impressionner vivement les nerfs moteurs dans certaines conditions déterminées. Ainsi, dans les cas de fatigue musculaire prononcée, on peut voir la tétanisation musculaire se produire durant le passage du courant constant. Il nous a été donné récemment d'observer très-nettement le phénomène chez une grenouille dont le sciatique ne répondait plus aux excitations du courant d'induction, et dont l'excitation par le courant galvanique entraînait la tétanisation des muscles de la patte correspondante (1).

La raison de semblables phénomènes, dus apparemment à la persistance de l'action du courant de pile, a été peu étudiée; il n'en est pas de même pour les contractions qui ont été signalées au moment, soit de l'ouverture, soit de la fermeture du circuit. On s'est depuis longtemps demandé la cause de leur existence, on a cherché surtout à découvrir le pourquoi des différences inhérentes à la direction du courant.

C'est ici qu'il faut faire intervenir cette fameuse *théorie de l'électrotonus* qui a eu pour père Du Bois-Reymond, et qui aujourd'hui est presque universellement acceptée en deçà du Rhin. Cette théorie, très-compliquée en apparence, et qui constitue à elle seule presque toute une science, peut cependant être résumée en quelques propositions relativement simples.

On donne le nom d'électrotonus à l'*état électrique du nerf* impressionné par le passage d'un courant galvanique ; le *segment intra-polaire* se trouve divisé en deux parties distinctes, l'une qui correspond au *pôle |positif* (anode) et dont l'excitabilité est diminuée (anelectrotonus) ; l'autre qui se trouve dans le domaine du pôle négatif (cathode), dont l'excitabilité au contraire est augmentée (cathélectrotonus). Les changements ne se limitent pas exactement au segment intra-polaire ; ils s'étendent dans toute la région contiguë au point d'application des électrodes, même au territoire extra-polaire.

Ces états spéciaux tiendraient, suivant la théorie allemande, à une orientation particulière et nouvelle des molécules électriques constituant le tronc nerveux. Nous ne saurions entrer ici dans la discussion de cette interprétation, qui a été presque toujours combattue en France, et que les différents rapporteurs appelés à juger à l'Académie des sciences les questions d'électrophysiologie ont toujours considérée comme hypothé-

(1) Cette expérience réalisait en quelque sorte l'ensemble des phénomènes électriques que l'on note dans la paralysie faciale en général où les muscles, ne se contractant plus par l'excitation faradique, donnent souvent, par l'excitation galvanique, des contractions très-prononcées.

tique. Qu'il nous suffise de dire qu'on y trouve en Allemagne l'explication des contractions d'ouverture ou de fermeture du circuit, *contractions qui sont déterminées par la situation des pôles*. C'est ainsi que, pour donner un exemple, le cathélectrotonus provoquerait la contraction de fermeture toutes les fois que, se trouvant à la périphérie, l'excitation qu'il détermine peut librement se transmettre à la fibre musculaire, ou bien encore lorsque, dans le cas de courant ascendant, mais très-faible, la production de l'*anélectrotonus* (modification tenant à l'application du pôle positif et créant alors à la périphérie une zone d'inexcitabilité) est insuffisante pour faire obstacle à sa transmission, etc.

La loi suivante, énoncée par Pflüger, résume les résultats obtenus dans les différentes conditions d'exploration : *Un segment de nerf est excité par la production du cathelectrotonus et par la disparition de l'anélectrotonus ; il n'est pas excité par la disparition du cathelectrotonus ni par la production de l'anélectrotonus.*

Ces différents phénomènes n'ont pas été observés seulement sur l'animal en expérience; Erb les a retrouvés chez l'homme sain (1); Eulenburg (2) aussi (1867) les a constatés en appliquant les électrodes sur les téguments intacts (méthode percutanée de l'auteur).

Mais l'excitation galvanique d'un nerf moteur ne peut pas se perpétuer indéfiniment. Le nerf se fatigue et finit par devenir inexcitable ; il suffit alors d'intervertir le sens du courant pour réveiller son excitabilité : ce phénomène a reçu le nom d'*alternative voltaïque*.

Jusqu'ici nous avons vu le courant continu déterminant la contraction musculaire ; mais le courant de pile peut agir en sens inverse, il peut faire cesser cette contraction. L'*action paralysante* du courant continu mise en relief pour la pre-

---

(1) Ueber Electrotonische Erscheinungen am lebenden Menschen (*Deutsches Arch. fur klinische Med*. 1867).

(2) Eulenburg. Ueber die electrisirenden Wirkungen bei percutiver Anwendung des constanten Stromes. (*Archiv*. für Reum. 1867.)

mière fois pàr Valentin a été confirmée par les recherches de
Matteucci, Du Bois-Reymond, Eckhard, Pflüger. On peut la
démontrer par des expériences bien nettes.

1° Qu'on soumette, comme l'a vu Hiffelsheim, un nerf de
grenouille à l'excitation d'un courant induit, on déterminera
immédiatement une contraction dans le muscle auquel ce nerf
correspond ; mais si entre le point excité par le courant induit
on fait passer un courant galvanique, on aura beau continuer
l'excitation, la contraction ne se produira plus.

2° Qu'on empoisonne une grenouille avec de la strychnine, il
suffira de faire traverser l'animal par un courant pour voir
cesser les secousses tétaniques (Vulpian, Cl. Bernard).

3° Les choses se passeront d'une façon analogue si c'est
sur le pneumogastrique que l'on agit. L'excitation du bout
périphérique de ce nerf détermine, on le sait, l'arrêt du cœur.
Mais si entre le point excité et le cœur on fait passer un courant de pile, le cœur continue à battre malgré l'excitation
(Frank, de Tarcanoff).

4° On pourrait encore citer, à l'appui de cette assertion,
l'expérience pratiquée par M. Onimus chez les chiens
choréiques ; l'application d'un courant descendant sur la
moelle épinière diminue notablement l'étendue de ces contractions presque rhythmiques. La lecture du tracé ci-joint
démontre surabondamment ce fait intéressant (fig. 1).

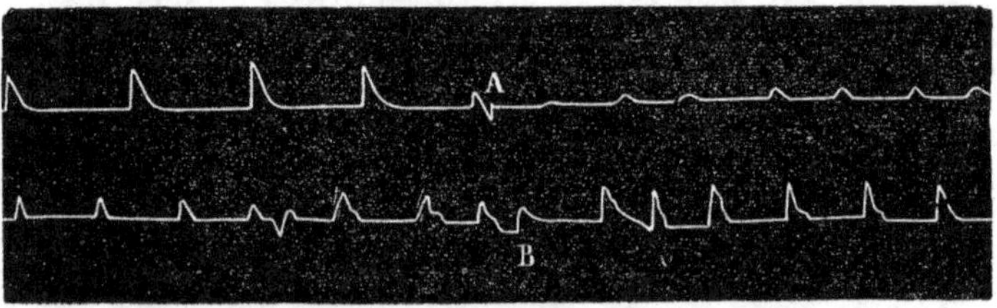

Fig. 1. — L'excitation commence en A et finit en B.

Toutefois cette expérience est un peu moins probante que
les autres, puisque l'application d'un courant ascendant pro-

duit un effet inverse et exagère les contractions, comme cela du reste peut se voir dans ce second tracé (1).

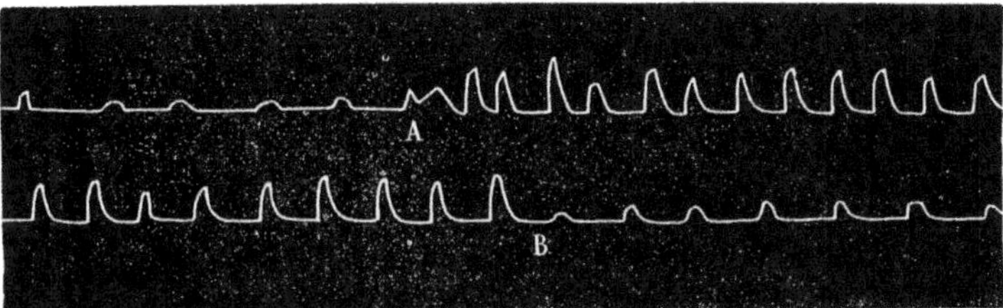

Fig. 2. — L'excitation commence en A et finit en B.

Quoi qu'il en soit, les faits expérimentaux que nous venons de rapporter sont incontestables. *Il existe donc des conditions dans lesquelles le courant de pile exerce une action paralysante sur le système moteur.*

En Allemagne, on fait encore intervenir ici la théorie de l'*électrotonus* et l'on n'éprouve aucune difficulté pour expliquer le phénomène : c'est la production de l'*anelectrotonus* qui constitue l'obstacle qui vient s'interposer entre le point excité et le muscle qui, par sa contraction, doit être le réactif révélateur de l'excitation. Il est probable que les choses ne sont point aussi simples, et mieux vaut ne pas chercher à interpréter le fait que de s'appuyer sur des hypothèses. C'est qu'en effet, malgré sa grande diffusion, la théorie de l'électrotonus attend encore sa démonstration rigoureuse, et les influences attribuées à la direction du courant restent encore problématiques. Nous aurons, du reste, à montrer dans un instant que le rôle attribué à ces influences tend à perdre du terrain de jour en jour, pour céder le pas à la théorie des *actions polaires*, que les expériences de Chauveau ont déjà si nettement mises en relief (2).

Les *nerfs sensitifs* ont été soumis, comme les nerfs moteurs, à l'exploration galvanique et, comme à propos de ces

(1) Ces tracés sont dus à l'extrême obligeance de M. Onimus et sont empruntés à son *Traité d'électricité médicale*, Paris, 1872, Germer Baillière.

(2) Nous laissons intentionnellement de côté les phénomènes relatifs

derniers, on a cherché à établir des formules générales indiquant leurs principales réactions. Mais ces formules sont beaucoup moins nettes que celles qui ont trait aux réactions des nerfs moteurs. D'après Marianini, la sensation douloureuse par laquelle se trahit l'excitation se produit à l'interruption du courant direct ou bien au commencement du courant inverse. Pour Matteucci, c'est tantôt à l'ouverture, tantôt à la fermeture qu'elle apparaît. Longet l'a notée soit au moment où le courant inverse commence à s'établir, soit à son interruption ; mais jamais à l'interruption du courant direct. Pflüger admet qu'un fort courant descendant ne produit aucune sensation de fermeture, mais seulement une sensation à l'ouverture. M. Jaccoud (1), n'accepte pas la loi de Pflüger : avec les courants ascendants et descendants, il a toujours déterminé une forte sensation de fermeture.

Notons, en passant, que c'est au niveau de leurs points d'émergence que les nerfs sont le plus excitables, et que cette excitabilité est d'autant plus grande que le point excité est plus près de l'encéphale (Remak.)

De plus, fait très-intéressant à relever, contrairement à ce qui se passe pour la contraction qui suit l'excitation d'un nerf moteur, la douleur se produit consécutivement à l'excitation d'un nerf sensitif, alors même que les deux rhéophores sont appliqués sur lui transversalement et au même niveau (Grapengiesser).

Les *phénomènes relatifs à l'excitation des nerfs de la sensibilité spéciale* ont été, dans ces derniers temps, l'objet d'études fort importantes.

à la galvanisation des muscles lisses. Ils sont du reste d'un ordre à peu près analogue. Chez l'animal, la galvanisation de la gueule au rectum fait cesser les mouvements péristaltiques de l'intestin ; de sorte que, pendant le passage du courant continu, les muscles lisses cessent de se mouvoir. C'est ainsi qu'on a pu déterminer chez une chienne en parturition l'arrêt des contractions utérines (Onimus et Legros).

(1) Jaccoud, article *Électricité* du *Nouveau Dictionnaire de médecine et de chirurgie*, t. XII.

On avait bien noté depuis longtemps les modifications les plus frappantes survenues dans les divers sens de la vue, de l'odorat, du goût, de l'ouïe, sous l'influence d'un courant de pile appliqué à proximité de la tête. C'est ainsi qu'on avait enregistré les sensations lumineuses (phosphènes), les bourdonnements d'oreille, l'odeur acide, le goût d'encre que les malades explorés accusent d'une façon générale. On avait même vu que ces sensations se produisent avec plus d'intensité au moment de la fermeture du circuit, et persistent même pendant toute la durée de l'occlusion. L'influence des deux pôles n'avait même pas échappé à Purkinje et Ruete, puisqu'ils avaient remarqué qu'en plaçant le pôle zinc sur la paupière fermée, et le pôle cuivre dans la main, la lumière dans la région de la tache jaune a une teinte bleue intense qui s'affaiblit peu à peu vers la périphérie; mais qu'on renverse la situation des pôles, la lumière devient jaune rougeâtre, s'éteint au centre, et s'accentue davantage à la périphérie.

Plus récemment, les recherches de Ziemssen, Althaus, Benedikt, Brenner, Helmholtz ont imprimé à cette étude un caractère de rigueur inconnue jusque-là.

C'est surtout sur le nerf optique et sur l'acoustique que ces recherches ont porté. Nous les résumerons le plus brièvement possible.

Nerf acoustique. — Des expériences persévérantes et consciencieuses ont appris à Brenner (1), comme premier résultat, qu'on peut obtenir sur le nerf acoustique l'effet individuel de chaque pôle; il a reconnu, de plus, que, sur ce nerf, *l'exploration cathodique* (avec le pôle négatif) ne produit que des effets de fermeture et *l'exploration anodique* (avec le pôle positif) seulement des effets d'ouverture. Brenner a traduit cette réaction par la formule suivante :

$$Ka \; S \quad K\, l \; \text{— Sensations subjectives (sifflement, sons de cloches).}$$

$$Ka \; D \quad K\, l \; \text{— Ces sensations disparaissent graduellement.}$$

(1) Brenner, *Untersuchungen und Beobachtungen*, Leipzig, 1868.

Ka 0   Absence de toute sensation auditive.
An S   Id.
An D   Id.
An 0   K *l* — Sensation très-courte et très-faible.

Chez l'homme sain, cette formule paraît se reproduire d'une façon constante pour une même intensité de courant. La réaction K *a* S — (ou au pôle négatif et de fermeture) se produit toujours la première. — La réaction d'ouverture par action du pôle positif, ou A *n* O, se produit la dernière et se trouve toujours moins intense.

La dérogation à cette loi indique, toujours suivant Brenner, un état pathologique du nerf auditif. On conçoit alors l'importance du symptôme au point de vue du diagnostic.

Nerf optique. — La sensibilité du nerf optique et de la rétine est vivement sollicitée par l'application du courant de pile ; il suffit, pour s'en convaincre, de mesurer son champ visuel avant de se soumettre à l'action du courant. Immédiatement après l'application, on refait les mensurations, et l'on constate sans peine que le champ visuel s'est notablement élargi : ceci se voit nettement surtout chez les hystériques (Landolt).

Helmholtz et Ziemssen (1) pensent que ces manifestations optiques sont provoquées par l'action directe du courant galvanique sur les expansions du nerf optique (et non par voie réflexe). Cette excitabilité particulière est due à la conductibilité spéciale du globe oculaire (voy. p. 166) et des tissus ambiants.

Helmholtz fait l'expérience intéressante qui suit :

Il place le pôle négatif au cou, le pôle positif est représenté par un fragment d'éponge imbibé d'eau salée à l'angle externe de la paupière ; le champ visuel s'obscurcit du côté nasal, paraît clair du côté de la tempe ; l'entrée du nerf optique qui se trouve dans la zone claire paraît obscur. Si on tourne l'œil de manière que le point de fixation corresponde à la limite des

(1) Ziemssen, *Die Electricität in der Medicin*, Berlin, 1872.

zones claires et obscures, il se produit un faisceau lumineux clair du côté obscur et inversement.

Helmholtz explique ce phénomène par la loi d'électrotonus de Pflüger. Quand l'électricité positive pénètre dans le globe oculaire par le côté externe et sort du côté interne, l'excitabilité de la rétine est diminuée du premier côté, augmentée de l'autre, de sorte que la moitié interne du champ visuel qui correspond à la partie externe de la rétine est obscure et inversement.

Brenner a répété pour le nerf optique les mêmes explorations que sur l'acoustique, et il a conclu de ses recherches que la direction du courant n'avait point d'influence marquée sur la production des phénomènes, et qu'en pareil cas les effets perceptibles de la galvanisation ne sont encore que des actions polaires.

Une question assez difficile à résoudre s'est élevée au sujet de la nature ou du point de départ de l'excitation. Est-elle le résultat de l'excitation directe de la rétine, ou d'une excitation réflexe, par suite de l'excitation des branches du trijumeau?

Nous avons déjà vu que Ziemssen et Helmholtz penchent pour l'action directe, Benedikt (1) et Althaus (2) croient à la réflectivité. Ce dernier cite, entre autres arguments, l'observation d'un malade atteint de double anesthésie du trijumeau chez qui le passage d'un courant de dix à douze couples de la batterie Daniell-Muirhead ne produisait ni douleurs, ni vertiges, ni phénomènes optiques.

Nerfs du goût. — On a cherché à se rendre compte de la nature de la sensation bizarre éprouvée pendant le passage du courant (goût salé, goût d'encre). S.H. Weber l'attribue à l'électrolyse des liquides buccaux (formation d'acide azotique, aux dépens des gaz de l'air). — Rosenthal (3) a combattu cette

---

(1) Benedikt, *Electrothérapie*, Vienne, 1868. — *Nervenpathologie und Electrotherapie*, Leipzig, 1874 et 1877.

(2) Althaus, *A treatise on medical Electricity*, Londres, 1874.

(3) Rosenthal, *Electrothérapie*, Vienne, 1876.

théorie, et admet l'excitation directe du nerf qui manifeste son activité spécifique par une sensation spéciale.

L'excitation des sensations gustatives se produit à la suite d'application du courant sur des régions très-éloignées, fait qui constitue une objection importante à la théorie de l'électrolyse.

2° *Cerveau et moelle épinière.* — Nous ne nous étendrons pas longuement sur la galvanisation du cerveau et de la moelle, car, outre que plusieurs électro-physiologistes de renom (Ziemssen par exemple) doutent encore que le courant électrique puisse pénétrer jusqu'à leur niveau, ce que nous avons déjà dit sur la galvanisation de la moelle, à propos des contractions tétaniques et les faits que nous avons exposés au sujet des organes des sens, tout cela nous permet d'être bref. De plus, les particularités que nous aurons à ajouter encore au sujet de la galvanisation du grand sympathique et sur les effets des courants de pile sur la circulation, compléteront les notions sommaires que comporte le sujet.

Les expériences bien connues d'Erb semblent prouver que la masse cérébrale, comme la substance médullaire, sont traversées par le courant. Erb trépane le crâne d'un cadavre, il applique les électrodes au niveau des deux apophyses mastoïdes; le nerf d'une patte de grenouille absolument isolée est mis au contact de la surface cérébrale et dénote par une contraction le passage du courant.

Chez l'homme sain, le courant appliqué dans de pareilles conditions détermine des sensations subjectives du côté des organes des sens, puis des vertiges, de la somnolence, quelquefois même, si le courant est trop fort, de la syncope, des convulsions, des nausées ou des vomissements (Pierson). Les personnes ainsi galvanisées vacillent même quelque temps encore après l'application; on a noté l'inclinaison de *la tête du côté du pôle négatif.* Cyon (1) déconseille la galvanisation du cerveau et la trouve dangereuse.

(1) Cyon, *Principes d'Electrothérapie*, Paris, 1873.

La galvanisation de la moelle lombaire détermine des contractions à la fermeture ou à l'ouverture du circuit, suivant que c'est le pôle négatif ou le positif qui est appliqué à ce niveau (Brenner) ; l'excitation cathodique de la moelle lombaire détermine des sensations de picotement et de cuisson dans les membres inférieurs (Brenner).

3° Les *effets de l'excitation galvanique portée sur le sympathique* sont encore loin d'être complétement élucidés ; l'accélération du pouls a été observée par plusieurs pathologistes ; mais tandis que Eulenburg et Schmidt prétendent avoir observé la *diminution de la tension artérielle*, les expériences qu'on va lire dans quelques instants et qui sont dues à M. le professeur Chauveau prouvent assez nettement que l'augmentation de la pression carotidienne est directement liée à cette excitation.

On ne possède aucune donnée précise et constante au sujet des modifications qui surviennent dans la circulation rétinienne et dans l'état de la pupille sous son influence ; Gerhardt a constamment observé de la dilatation pupillaire, Eulenburg et Schmidt ont noté au début une légère dilatation, puis une contraction. Athaus a obtenu des résultats contradictoires.

Nous avons observé chez un chien, en plaçant les électrodes sur les deux tempes, des dilatations pupillaires à chaque changement brusque dans l'intensité du courant, que ce soit à l'ouverture ou à la fermeture.

On a vu chez les sujets dont on galvanisait le sympathique une tendance à la somnolence ou des vertiges qui persistaient après l'application ; on a noté aussi une sensation de chaleur générale accompagnée parfois de transpiration manifeste.

4° Ceci nous conduit à dire quelques mots de la *circulation*. Elle est certainement influencée par l'action du courant de pile. L'expérimentation physiologique et les faits cliniques sont là pour le montrer.

Les différents observateurs ont vu des modifications dans le calibre des troncs vasculaires sous l'influence de *l'action directe du courant galvanique*. Mais leurs observations ne sont pas absolument concordantes. Weber, Köelliker et Monoyer (1) admettent la constriction. Onimus a obtenu le resserrement des vaisseaux du cerveau en galvanisant deux points opposés de la masse encéphalique (Expériences sur le chien). Au contraire, Remak et beaucoup d'autres physiologistes ont vu la *dilatation vasculaire*. Pour M. Onimus enfin (Société de biologie), la circulation est activée par le courant descendant, elle est ralentie par le courant inverse. Les contradictions sont peut-être plutôt apparentes que réelles, car il est nécessaire d'établir entre les faits certaines distinctions : il faut toujours compter avec la richesse en filets sensitifs de la région explorée, condition qui rend toujours possibles les dilatations vaso-motrices réflexes.

C'est sans doute de cette façon qu'il faut expliquer la rougeur cutanée qui se produit au niveau des électrodes et surtout du pôle négatif, — ces effets sont assez intéressants pour que nous nous y arrêtions quelques instants.

5° *Action sur la peau*. — Elle est différente aux deux pôles, ainsi que l'ont bien fait ressortir surtout Remak, Bollinger son élève (2), Erb (3), Ziemssen, etc.

Ce dernier étudie tantôt l'effet simultané des deux pôles dans des conditions aussi semblables que possible, tantôt il considère isolément l'action de chacun d'eux : il emploie des électrodes impolarisables.

« La flaccidité des muscles de la peau et des fibres circulaires artérielles se produit plus vite au pôle négatif et dure plus longtemps. »

A l'*anode*, la chair de poule est de plus longue durée, seulement dans le voisinage du pôle. — Au point de contact même il y a parfois une dépression peu profonde, avec pâleur extrême de la peau ; bientôt après, une hyperémie intense avec un grand nombre de petites papules, au centre desquelles

(1) Monoyer, *Société médicale de Nancy*, 1877.
(2) *Symbolæ ad effectum catalyticum rivi galvanici constantis demonstrandum*. Diss. Berolini, 1863.
(3) *Deutsches Arch. F. Klin. Medicin.*, Band III, 274.

est un poil et qui ont pour origine le réseau vasculaire des follicules pileux.

Avec une excitation moyenne, on voit persister ces élevures granuleuses.

Avec une excitation forte et prolongée, les papules deviennent cohérentes et forment une grosse *plaque* plus ou moins ischémique à la périphérie de laquelle sont un certain nombre de papules isolées et une zone rouge plus ou moins étendue.

Au *cathode*, mêmes actions physiologiques d'une manière générale. — Période d'excitation plus courte. — Phénomènes paralytiques plus intenses et plus étendus.

Ces phénomènes ne se constatent qu'au moyen des électrodes impolarisables et avec la durée et le repos nécessaires. »

En résumé : Aux deux pôles, action physiologique qualitative semblable, — quantitative quelque peu différente en ce sens que les *modifications se développent plus vite, avec plus d'intensité et dans une grande étendue au pôle négatif*.

La peau peut devenir le siége de phénomènes d'un autre ordre; il se produit parfois à son niveau de véritables eschares. Mais ici, le courant continu n'intervient plus par ses propriétés physiques, ce sont ses propriétés chimiques qui, entrent en jeu et en particulier sa puissance électrolytique qui, en décomposant les tissus et les liquides qu'ils renferment, conduit au niveau du pôle négatif les alcalis, qui, mis alors en liberté, agissent en vertu de leurs propriétés caustiques. *Qui dit modification de la circulation dit possibilité de modifications sécrétoires et calorifiques* : c'est en effet ce qui s'observe aussi en pareil cas (1). Mais nos connaissances sont

(1) Les courants continus, en général, augmentent la température. — M. Onimus a noté 1°,6 de différence entre le côté électrisé et le côté sain. — Nous-même, dans diverses expériences, avons noté cette élévation de la température dans le côté électrisé. (Voir Expér., page 149.)

Cette augmentation de la température, pour Robin, Remak, Hiffelsheim, tient à une suractivité de la circulation capillaire.

Nous avons cherché aussi, dans une expérience, à constater si la

encore trop incomplètes sur ce point pour que nous nous y arrêtions ici.

Nous ne sommes guère plus avancés en ce qui concerne la *nutrition générale*. Les recherches précises manquent aussi à ce propos. Toutefois, il est impossible qu'elle ne soit pas influencée, car s'il est vrai que l'état de nutrition est en rapport avec l'intensité des actions physico-chimiques qui se passent au niveau de nos tissus, en favorisant les phénomènes d'endosmose (Dutrochet, Porret), en activant les courants électro-capillaires, et modifiant la circulation et la température, le courant galva-

direction du courant influait sur la température du membre électrisé. Voici les résultats que nous avons obtenus :

Exp. : Chien loulou opéré lundi 1er avril. — Les électrodes sont fixés sur la patte droite : l'un au niveau du pli de l'aine, l'autre sur la jambe, la peau ayant été préalablement rasée. — Un thermomètre très-sensible, isolé dans de la ouate, est fixé entre le premier et le deuxième orteil.

1. A 5 h. 54, le thermomètre marquant 26°, on fait passer un courant descendant jusqu'à 6 h., en tout 6 m. On ferme le circuit. — La température = 26°.

2. On intervertit le circuit, qui devient alors ascendant.

	6 h. »	T. 25	7
	6 h. 6	T. 25	»
3. Courant descendant	6 h. 7	T. 25	»
— —	6 h. 13	T. 25	»
4. Courant ascendant.	6 h. 15	T. 25	»
— —	6 h. 21	T. 24	3

On peut constater ainsi que, tant que le courant était descendant, la température se maintenait absolument fixe, tandis qu'elle baissait avec le courant ascendant de 7 degrés dans chacune des explorations.

Faut-il admettre ici une influence due à la direction du courant, ou ne vaut-il pas mieux expliquer ces différences par l'influence qu'exerçait sur la circulation de la patte le pôle le plus rapproché du thermomètre ?

Pour ce qui est des sécrétions, nous ne possédions que des données très-incomplètes. — Brugnatelli, Mojon, Aldini ont voté l'augmentation dans la sécrétion des glandes salivaires. — Mantegazza a vu, chez la grenouille, le suc gastrique être déversé dans l'estomac en quantité plus abondante.

nique doit inévitablement favoriser les fonctions de la nutrition (1).

Nous avons, depuis le commencement de cet exposé, parlé plusieurs fois de *courants ascendants, descendants, d'influences polaires*, sans nous expliquer sur la valeur essentielle de chacun de ces termes et sans discuter le rôle physiologique à attribuer à chacun de ces éléments. Nous réservions pour la fin de ce chapitre cette importante question, question d'autant plus délicate que l'influence, en thérapeutique, des courants ascendants et descendants a été soutenue en France avec autant de conviction que de talent par un homme dont la compétence en électro thérapie est reconnue de tous, et que jusqu'à ces derniers temps on a fait jouer dans la science allemande un rôle considérable à la direction des courants galvaniques.

Nous croyons cependant que l'importance attribuée à la direction dans le sens du courant doit être singulièrement restreinte, et que c'est à l'action inhérente à la nature et aux propriétés spéciales à chaque pôle, qu'il faut rapporter les différentes modifications produites suivant la place qu'on leur avait fait occuper.

Les recherches du professeur Chauveau, sur les excitations unipolaires commencées en 1859 et complétées en 1875 et 1876 par une série de communications à l'Académie des sciences, sont venues jeter un jour tout nouveau sur le problème. M. Chauveau s'est attaché à reconnaître quelle était l'action de chaque pôle successivement mis en contact avec le conducteur nerveux et suivant l'intensité variable du courant. M. Chauveau pensait en cela se rapprocher davantage des conditions réalisées dans les cas d'application médicale, où l'on ne place pas directement les électrodes sur le conducteur nerveux, où ils sont séparés souvent par de larges distances qui permettent au courant de se diffuser à travers les tissus, lui laissant seulement au niveau des pôles une *densité suffisante* pour produire une

(1) Rollett, *Ann. universali di medicina*, 1877.

action déterminée (voir l'exp. II, p. 36, où les effets produits sont abolis à cause de la vaste surface des électrodes).

On connaît les résultats auxquels est arrivé M. Chauveau (nous les rappelons simplement en note (1), y joignant le schéma

« (1) J'appelle *excitation unipolaire* l'action locale exercée par les courants électriques sur les nerfs au point d'application d'une électrode, quand cette électrode est seule en contact immédiat ou médiat avec le nerf conservé en place dans ses rapports normaux, et ne peut guère agir efficacement qu'au point de contact lui-même, à cause de la grande diffusion qui au delà disperse immédiatement le courant dans toutes les directions.

« La disposition expérimentale qui donne l'idée type de l'excitation unipolaire est la suivante. Le sujet qui subit cette excitation est couché dans un bain d'eau salée, qui le baigne à moitié, sur la moitié émergente, on choisit un point répondant à un nerf superficiel, et l'on y applique une fine électrode, tandis que l'autre électrode plonge largement dans l'eau du bain..... »

M. Chauveau a formulé en ces termes les lois de l'excitation unipolaire :

« 1° Pour tout sujet dont les nerfs sont en parfait état physiologique, il existe une valeur électrique le plus souvent très-faible, quelquefois modérée, rarement très-élevée, qui donne aux pôles le même degré d'activité dans le cas d'excitation unipolaire des faisceaux nerveux moteurs. Les contractions produites par l'excitation positive et l'excitation négative, avec cette intensité type du courant, sont égales à la fois en grandeur et en durée.

« 2° Au-dessous de cette intensité, les courants égaux produisent des effets inégaux dans les deux pôles, l'activité du pôle négatif est plus considérable.

« 3° Au dessus de la valeur type de l'intensité du courant, l'inégalité se produit en sens inverse. C'est le pôle positif qui présente la plus grande activité, et la différence souvent considérable croît assez régulièrement avec l'intensité du courant, si l'on ne franchit pas les limites au delà desquelles les nerfs s'altèrent, ou tout au moins se fatiguent.

« 4° Ces courants forts agissent d'une manière inégale sur les faisceaux nerveux sensitifs, suivant la nature du pôle en contact avec le nerf ; *mais l'inégalité est renversée* au lieu d'être symétrique avec celle qui se manifeste dans les contractions musculaires produites par l'action des nerfs moteurs. Avec des courants forts d'intensité parfaitement égale, l'application même médiate de l'électrode négative sur les nerfs est plus douloureuse que l'application de l'électrode positive. »

Le schéma ci-joint représente ces différents détails.

qui permet d'en saisir rapidement les principaux traits. Remarquons seulement l'importance, au point de vue pratique, de cette formule posée par M. Chauveau et démontrée par l'expé-

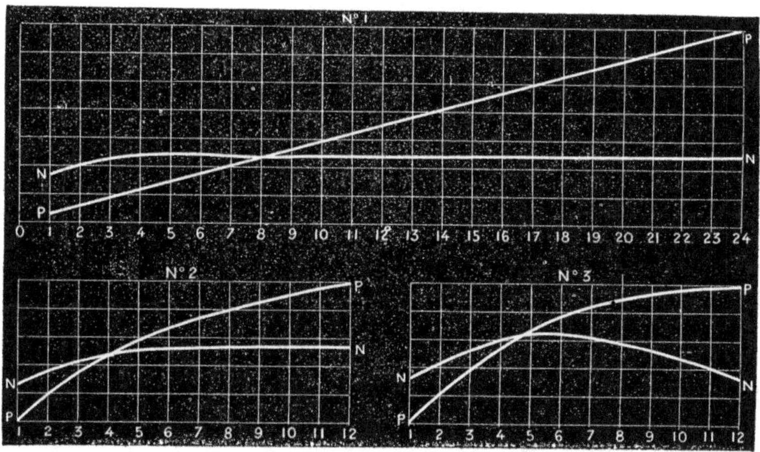

Fig. 3.

La ligne P qui indique l'action du pôle positif, après avoir été inférieure à la ligne N (pôle négatif), la croise en un point (point d'égale activité), puis la dépasse pour continuer sa marche ascendante soit en progression, régulièrement croissante (nº 1), soit moins régulièrement avec des intensités successives toujours diminuées (nᵒˢ 2 et 3).

La ligne N, qui correspond à l'effet des excitations du pôle négatif, exprime d'abord une activité plus grande de ce pôle, puis, après avoir été croisée plus ou moins tard par la ligne du pôle positif, conserve sa valeur (nº 1) ou s'élève encore très-légèrement (nº 2) ou, au contraire, tombe assez rapidement et de plus en plus (nº 3).

Ces courbes sont l'expression des résultats que fournit l'excitation des nerfs moteurs de la grenouille. Ces résultats sont applicables, presque sans réserve, aux nerfs moteurs de l'homme et des mammifères. (Voy. François Frank, art. *Nerfs, Dictionn. encyclop.*, p. 209.)

« L'influence unipolaire sur les nerfs de sensibilité est tout à fait inverse de l'influence qu'elle exerce sur les nerfs moteurs, en sorte que les mêmes constructions peuvent représenter ces résultats, à condition de prendre la courbe positive pour la négative et réciproquement. »

(Chauveau, *Comptes rendus Acad. des sciences*, 1875-1876.)

rience : « Les nerfs moteurs sont plus excitables par le pôle positif, — les nerfs sensitifs par le pôle négatif. »

La théorie polaire rend compte des modifications dans l'ordre des contractions provoquées par les changements dans l'intensité du courant : elle explique d'une façon en général satisfaisante les différents faits physiologiques que nous avons eus à énoncer. Comme on a pu le voir déjà, les meilleurs esprits tendent à en reconnaître toute l'importance ; la théorie nouvelle commence à s'imposer, même en Allemagne, et nul doute que sous l'impulsion de Hitzig(1), de Brenner, etc., elle ne devienne bientôt prépondérante ; ces résultats, du reste, pouvaient être prévus. Déjà M. Vulpian, cherchant à contrôler les faits avancés par M. Onimus, au sujet de la direction du courant, n'était pas arrivé à les reproduire (voir *Leçons sur les vaso-moteurs*). MM. Morat et Dastre avaient démontré, d'autre part, que quel que soit le mode de l'excitant électrique (courant interrompu rhythmé ou tétanisant, ou enfin courant galvanique), les effets produits étaient toujours identiques et se traduisaient constamment au début par une constriction vaso-motrice suivie plus tard de relâchement vasculaire.

Les expériences que le professeur Chauveau vient de réaliser tout récemment, dans l'intention précisément de juger l'action des courants ascendant et descendant, tranchent définitivement la question. Nous les rapportons ici telles que M. Chauveau a bien voulu nous les transmettre, et saisissons avec empressement l'occasion de lui exprimer toute notre reconnaissance.

« Ces expériences ont pour but de rechercher si la différence de direction des courants est capable de modifier l'action polaire exercée par ces courants sur les nerfs vaso-moteurs.

Pour bien en saisir la valeur, il faut se rappeler quels sont les effets produits par l'excitation du sympathique dans la

---

(1) Hitzig, Ueber den relativen Werth einiger Elektrisations Methoden etc. (*Arch. für Psychiatrie*).

région du cou. Le cordon cervical du sympathique est le nerf vaso-moteur de la tête. Quand on l'excite sur un point de son trajet avec des courants interrompus tétanisants, la circulation se ralentit considérablement dans la carotide, parce que les artérioles terminales du vaisseau se contractent. On constate, du reste, très-facilement, avec les explorateurs manométriques employés généralement à cet usage, que la pression s'élève dans les divisions de la carotide, et baisse, au contraire, dans les veines collatérales, au moment même où, à l'aide de l'hémodromographe, on observe le ralentissement du cours du sang dans la carotide.

Il est nécessaire d'ajouter que ces phénomènes se reproduisent toujours, quand on excite le sympathique, quel que soit le point où l'excitation est portée. Seulement, pour arriver à produire les mêmes effets, il n'est pas nécessaire d'employer des excitations aussi fortes, quand on les pratique sur la partie du nerf la plus rapprochée de la tête.

Ces considérations préliminaires permettront de comprendre les conditions et les résultats de l'expérience qui va suivre :

EXPÉRIENCE I. — L'expérience est faite sur un cheval vigoureux qui reste maintenu debout.

On découvre en deux points, du côté gauche du cou, le cordon commun au pneumo-gastrique et au sympathique, à l'aide de deux incisions, l'une inférieure, l'autre supérieure. Celle-ci, beaucoup plus longue que l'autre, permet de placer un hémodromographe sur la carotide.

Pour faciliter l'application du courant de pile au nerf sympathique, on pratique une opération préalable. Au niveau des deux points découverts, et dans une étendue très-restreinte, on sépare avec soin ce nerf du pneumo-gastrique, et l'on coupe ce dernier en travers. Les deux électrodes sont ensuite appliquées et fixées à 5 centimètres environ en deçà et au delà des deux sections, sur le cordon commun laissé en rapport avec les parties avoisinantes. De cette manière, les électrodes, placées à 35 centimètres l'une de l'autre, sont disposées pour agir sur le sympathique exclusivement. Leur éloignement, du bout central du pneumogastrique pour la supérieure, du bout périphérique pour l'inférieure, les empêche d'influencer sensiblement ce nerf et de troubler ainsi les résultats de l'excitation du sympathique.

L'expérience étant ainsi préparée, on commence par prendre un tracé du cours du sang dans la carotide. La courbe présente les caractères types des tracés normaux ; l'accélération systolique de la vitesse de la circulation sanguine s'y montre très-marquée.

Le tracé étalon une fois obtenu, sans arrêter la marche de l'appareil enregistreur, on fait passer par le nerf sympathique un courant de pile *descendant* ou *rétrograde* (pôle positif en haut, pôle négatif en bas). — Ne pas oublier que la direction du nerf est ascendante ; par conséquent, en employant la terminologie usitée maintenant en électrophysiologie, le courant *descendant*, c'est-à-dire celui qui suit la direction du nerf, se dirige de bas en haut, et le courant *ascendant* de haut en bas. Il en résulte une cause de méprise contre laquelle il faut être en garde. — C'est le courant d'un appareil thermo-électrique spécial, dont la force électro-motrice équivaut à celle de quinze grands couples Daniell qui a été utilisé. Pendant qu'il passe, l'animal témoigne toujours de l'inquiétude et de la douleur. A la fin de l'application, il tousse même comme s'il y avait une action sur le bout central du pneumo gastrique. Quant à l'action sur la circulation carotidienne, elle est des plus manifestes. Deux secondes environ après la fermeture du courant, le niveau des minima, dans le tracé du cours du sang, s'abaisse jusqu'à la ligne d'abscisse qui indique le zéro-vitesse, et les oscillations systoliques diminuent considérablement d'amplitude.   (CHAUVEAU.)

Donc, la vitesse de la circulation s'est considérablement ralentie dans la carotide. Donc, le COURANT ASCENDANT *a excité énergiquement les nerfs vaso-constricteurs de la tête.*

Ce premier fait constaté, sans toucher en rien aux électrodes, on intervertit la direction du courant à l'aide d'un commutateur qui est placé dans le circuit. Puis, quand le tracé — dont on n'a pas interrompu la marche — a repris ses premiers caractères, on referme le circuit, comme tout à l'heure, pendant dix secondes. Les effets sont de même nature, mais moins accentués. Ainsi l'animal manifeste encore de l'inquiétude, mais il ne tousse pas du tout ; quant à l'abaissement général de la courbe de la circulation carotidienne, quoique moins considérable que dans le premier cas, il est encore très-marqué.

Donc, la vitesse de cette circulation carotidienne a diminué. Donc, le COURANT DESCENDANT *a exercé aussi une excitation manifeste des nerfs vaso-moteurs de la tête, mais moins énergique que celle qui s'est exercée par le courant ascendant.*

Deux autres commutations successives permirent de s'assurer de l'exactitude rigoureuse de ces résultats. »

Ainsi, cette expérience a démontré que, dans les conditions spéciales où elle a été instituée, *les courants descendant et ascendant* exercent la même action sur les nerfs vaso-moteurs, mais que l'un, le courant *ascendant* ou *rétrograde*, agit plus énergiquement que l'autre.

Il reste à expliquer cette différence d'activité des deux courants. « Je n'ai pas besoin de dire, écrit M. Chauveau, que je ne saurais m'arrêter un seul instant à considérer cette différence comme un fait résultant de la différence même de la direction des courants. Il ne s'agit là que d'un effet polaire. Entre les points d'application des électrodes, le courant éprouve une diffusion qui le disperse dans toute l'épaisseur du cou et qui l'empêche d'agir efficacement sur le nerf sympathique. L'action effective s'exerce exclusivement aux deux points d'entrée et de sortie du courant. Or, si l'on veut bien tenir compte du fait déjà signalé, que la partie supérieure du nerf paraît plus excitable que la partie inférieure, on reconnaîtra que, dans l'expérience actuelle, les choses se passent comme si l'électrode supérieure seule était en contact direct avec le nerf. On retombe ainsi dans le cas de l'excitation unipolaire, c'est-à-dire (puisqu'on agit sur un courant relativement fort) que les effets de l'excitation doivent être plus énergiques lorsque l'électrode supérieure est *positive* (courant ascendant ou rétrograde), que si elle est *négative* (courant descendant).

Une deuxième expérience a été faite sur l'excitation des nerfs vaso-moteurs par les courants ascendants et descendants, mais dans des conditions tout autres. Cette fois on a cherché à réaliser des conditions expérimentales qui permissent d'annihiler autant que possible l'action polaire pour dégager le plus possible l'action propre exercée par le passage du courant ascendant ou descendant.

Exp. II. — On a choisi pour cela le membre postérieur de l'âne. Des explorateurs manométriques furent placés sur les vaisseaux collatéraux du doigt (artère et veine) suivant les procédés appliqués dans le travail de MM. Dastre et Morat. Le tracé de la pression intravasculaire fut enregistré, et pendant la marche du cylindre on fit passer dans la partie terminale du membre un courant de pile (le même que dans la première expérience) tantôt ascendant, tantôt descendant. L'application des électrodes était faite sur la peau par l'intermédiaire de deux grandes éponges imbibées d'eau salée, dont l'une reposait sur la face interne de la jambe, l'autre sur les faces externe et antérieure du doigt. Dans ces conditions, l'électricité entrant et sortant par une très-large surface n'était pas propre à produire des effets polaires bien considérables.

Les résultats furent à peu près négatifs. Les tracés sphygmographiques ne furent pas sensiblement modifiés par le passage du courant, soit que celui-ci fût descendant, soit qu'il fût ascendant.

Cette expérience fut faite sur un animal placé sous l'influence du chloral qui diminue beaucoup l'excitabilité des nerfs vaso-moteurs. Il est possible que, répétée sur un animal non soumis au sommeil chloralique, elle donne d'autres résultats. Ces résultats montreraient peut-être une action propre exercée par la direction des courants continus sur l'excitabilité des vaso-moteurs. Mais j'estime que ce ne serait qu'en employant des courants assez forts pour être insupportables par la douleur qu'ils détermineraient à la peau, aux points d'application des électrodes, de la négative particulièrement. »

Ces données sont, il nous semble, plus que suffisantes pour entraîner la conviction. Elles montrent de la façon la plus évidente qu'il n'existe aucune différence entre le mode d'action des courants ascendants et des courants descendants, et que les degrés, dans l'intensité de la production des phénomènes dus en apparence à la direction du courant, ne sont autre chose que le résultat d'une influence polaire.

Ceci ressort d'une façon plus nette encore, s'il est possible, d'une nouvelle expérience que M. Chauveau a exécutée, le 12 avril, dans le laboratoire de physiologie expérimentale de la Faculté de médecine de Lyon. Cette expérience n'est que la répétition de la première que nous avons déjà rapportée, mais elle a été faite dans des conditions meilleures encore : on a eu, en effet, dans cette seconde expérience, trois moyens au lieu d'un, pour apprécier les résultats de l'excitation des nerfs vaso-constricteurs de la tête : 1° la vitesse du sang dans la carotide ; 2° la pression intra-carotidienne ; 3° la pression dans l'artère faciale (bout central). Or, les indications de ces trois phénomènes sont absolument synergiques et concordantes. Une condition n'a pas peu contribué à cette identité d'indications : on a pris le nerf sympathique aussi bas que possible (on est plus sûr alors de ne pas comprendre les filets propres au pneumogastrique, et particulièrement les filets appartenant *au système du nerf dépresseur*). On voit apparaître dans toute leur netteté et leur régularité les résultats immédiats de l'excitation des vaso-constricteurs de la tête, c'est-à-dire le ralentissement de la circulation et l'élévation de la pression sanguine dans les vaisseaux artériels, le tout déterminé par la constriction des artérioles périphériques. Ces différents détails de l'expérience sont enregistrés dans les tracés 4 et 5 page 39. Ceux-ci donnent : 1° l'indication du moment où se font les excitations (signal électrique — E du tracé) ;

2° La durée de l'excitation (chronographe battant les secondes — S du tracé) ;

3° La vitesse du cours du sang (VC du tracé).

4° La pression intra-carotidienne (PC du tracé) :

5° La pression intra-faciale (PF du tracé) ;

La pression dans la carotide est prise naturellement sans arrêt du cours du sang ; c'est la pression latérale, autrement dit, le pouls normal.

Pour l'artère faciale, le vaisseau est lié et l'appareil explorateur de la pulsation fixé sur le bout central ; les excitations ne durent que cinq à six secondes, afin de ne pas altérer rapidement un tissu vivant, au point d'application des pôles. Et encore y avait-il déjà diminution de l'excitabilité à la troisième reprise.

Il n'est pas besoin de plus longues explications pour comprendre les enseignements fournis par la lecture de ces tracés, où l'on voit des deux côtés que le pôle positif et le pôle négatif produisent le ralentissement de la circulation carotidienne, en même temps que la pression s'élève dans l'artère carotide et dans l'artère faciale.

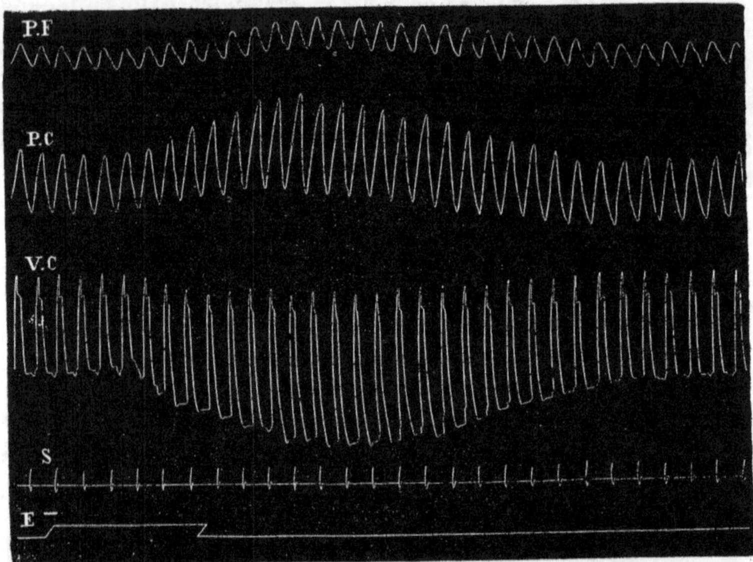

Fig. 4. Excitation galvanique du grand sympathique. Pole négatif à la périphérie (CHAUVEAU).

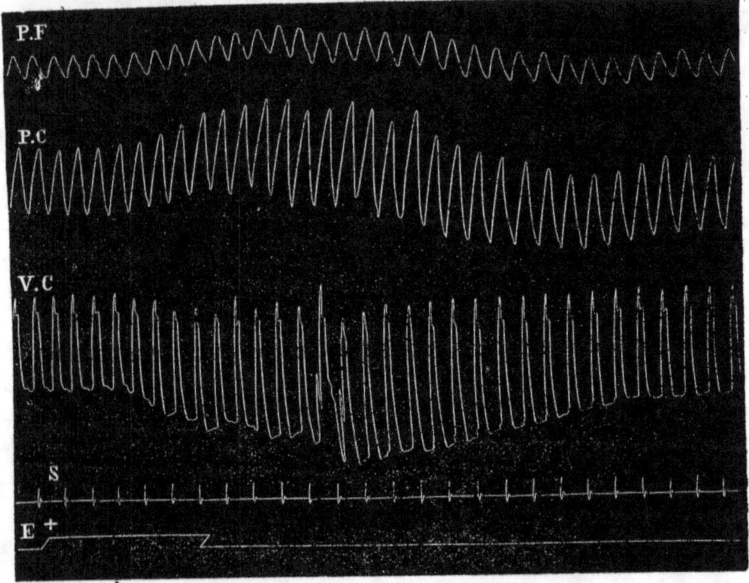

Fig. 5. Excitation galvanique du grand sympathique. Pole positif à la périphérie (CHAUVEAU).

Nous croyons maintenant que le rôle si important qu'on a fait jouer à la direction du courant ne saurait plus être soutenu. Ce n'est point, du reste, une opinion purement personnelle que celle que nous émettons ici ; elle s'appuie sur des expériences dont la signature à elle seule révèle toute la valeur ; elle repose sur l'opinion de physiologistes allemands dont le nom est universellement estimé ; elle se fonde enfin sur l'aveu même de cliniciens éminents qui, après avoir cru à l'importance de la direction des courants, confessent aujourd'hui que lors même qu'au point de vue physiologique ces vues seraient confirmées, elles seraient loin de pouvoir s'appliquer à la pratique (Reynolds (1), Hitzig, Benedikt). «... Je n'étais pas long à constater que toutes ces vues scientifiques n'avaient qu'un malheur, celui de n'être pas vraies, et je me persuadais que les réactions du corps humain dans l'état pathologique sont beaucoup plus compliquées que les préparations physiologiques... Depuis ce temps, je me suis convaincu de jour en jour que toutes les susdites données sur l'efficacité thérapeutique des différentes directions des courants ne sont autre chose que des présomptions théoriques . » (Benedikt, Communication particulière du 5 avril 1878.)

Ceci ne veut pas dire toutefois qu'il faille appliquer au hasard les pôles de la pile sur la partie à électriser ; nous nous sommes assez appesanti sur les différents effets polaires pour nous étendre sur ce point (2). Ce que nous voulions simplement démontrer, c'est que les actions qu'on est en droit d'attendre de l'application des courants continus est absolument indépendante de la direction du courant.

Dans l'intéressant Rapport que Becquerel présenta en 1867 à l'Académie des sciences, au sujet des travaux relatifs aux

(1) Leçons cliniques d'électrothérapie, *France méd.* 1875.
(2) La théorie polaire elle-même ne rend pas compte cependant de tous les faits observés dans la pratique, et s'il est des exemples où la situation occupée par les deux pôles ait eu une influence indiscutable, il en est d'autres, ainsi que nous allons le voir bientôt, où les résultats obtenus en étaient absolument indépendants.

applications de l'électricité à la thérapeutique, nous relevons cette phrase : « Les courants continus et les courants interrompus, ont chacun leur mode d'action ; les premiers pénètrent sous la peau, dans les organes, y produisent des effets physiques, chimiques, calorifiques et peut-être de transport, effets dépendant de l'intensité du courant et du pouvoir conducteur des parties qu'ils traversent, etc… »

Les effets physiques, nous les avons, croyons-nous, suffisamment indiqués ; les *effets chimiques*, nous les avons déjà mentionnés au sujet des différentes modifications cutanées produites par le passage du courant : nous n'y reviendrons pas, car, en traitant de l'électrolyse, nous aurons à y insister longuement. Quant aux effets de transport qui ont été admis par certains observateurs, et qui ont été le point de départ de cette méthode singulière qui espérait provoquer par leur influence, l'expulsion de certaines substances toxiques contenues dans le sang ou les tissus (mercure par exemple, Poey), nous les passerons sous silence ; n'ayant point à insister ici sur des faits qui sont absolument problématiques…

DEUXIÈME PARTIE

CHAPITRE PREMIER

APPLICATIONS THÉRAPEUTIQUES DES PROPRIÉTÉS PHYSIQUES DES COURANTS CONTINUS.

Troubles de la motilité.

PARALYSIES.

Le phénomène de la contraction musculaire, déterminé par l'application du courant galvanique, suffit amplement pour expliquer son emploi dans la cure des paralysies. Ce mode de traitement a été utilisé de longue date (1) en pareille circonstance, et les observations abondent où l'on peut nettement constater son efficacité. Mais le courant de pile a été appliqué indistinctement à la thérapeutique de toutes les paralysies, et il ne sera pas inutile de se demander ici si, parmi elles, il en est qui sont directement justiciables de ce procédé de traitement, s'il en est d'autres, au contraire, qui le contre-indiquent.

Il y a différentes espèces de paralysies : il y a des paralysies centrales qui, autrement dit, relèvent d'une altération matérielle du centre cérébro-spinal ; il est des paralysies périphériques qui, en général, sont dues à l'intervention du froid, parfois cependant de la chaleur (un fait de Benedikt), d'une compression, d'un traumatisme, etc., etc., et qui sont caractérisées souvent par une dégénérescence des troncs nerveux moteurs ; d'autres fois, au contraire, elles peuvent n'être liées à aucune

---

(1) Paralysie faciale guérie par le courant voltaïque. — Hallé, professeur à la Faculté de Paris, 1801. — Obs. du citoyen Toutin.

modification de texture apparente : on les dit alors *sine materia* : telles sont les paralysies hystériques par exemple. On compte enfin des paralysies que l'on appelle dyscrasiques (paralysies diphthériques, paralysies consécutives aux maladies aiguës), en attendant qu'on soit mieux renseigné sur les altérations anatomiques qui les accompagnent. Nous allons examiner le bénéfice qu'on peut retirer de l'application des courants continus dans chacune de ces trois catégories.

N° 1. — *Paralysies centrales.* On a employé le courant de pile dans les paralysies récentes dues à une lésion cérébrale, hémorrhagie ou ramollissement ; on l'a utilisé dans l'espoir de remplir un double but : 1° presque immédiatement après le début de la paralysie, dans l'intention de modifier la circulation cérébrale, et favoriser ainsi la résorption de l'épanchement sanguin (galvanisation du sympathique) ; 2° un peu plus tard, dans celle de réveiller dans les muscles paralysés la contractilité éteinte. Pour ce qui est de la résorption possible d'un épanchement par la galvanisation du sympathique, nous ne pouvons, malgré les assertions de Remak, d'Onimus, de Legros et de quelques auteurs anglais, dont principalement Althaus, admettre une action aussi bienfaisante. Les expériences physiologiques sur lesquelles nous avons tant insisté nous montrent toujours la pression s'élevant dans les vaisseaux sous l'influence de la galvanisation, du sympathique et ce fait suffit à lui seul pour nous mettre en garde contre ces prétendus succès. Non-seulement nous pensons que, dans l'espèce, le courant galvanique est inutile, bien plus nous sommes persuadé que son action est dangereuse ; les symptômes d'excitation cérébrale que nous trouvons notés dans un certain nombre de cas contre-indiquent formellement cette méthode et nous conclurons avec Russell, Reynolds et M. Jaccoud qu'il faut attendre, avant de recourir la galvanisation dans les hémiplégies, que tout phénomène d'irritation ait complétement disparu. Alors seulement pourra-t-on tenter peut-être la galvanisation du sympathique et l'électrisation du cerveau par l'application des électrodes sur les apophyses mastoïdes. Ce procédé, qui consiste à attaquer la *cause de la paralysie dans son siége même (méthode de Benedikt)*, semble avoir donné entre les mains de son auteur et dans celles de Remak des résultats encour a geants. Benedikt rapporte même plusieurs cas d'aphasie heureusement modifiés : nous ne possédons aucune observation personnelle évidente qui nous permette de juger la méthode. Dans son récent mémoire du *Der Wiener Klinik*, Lewanowski considère ces résultats comme très-problématiques. Quant à la galvanisation des muscles et des membres paralysés, il est certain que les faits sont assez nombreux où, sous l'influence de ce traitement, une amélioration notable a paru se produire ; mais il est loin d'être démontré qu'en pareille circonstance le profit obtenu ait été supérieur à celui qu'on eût reti ré de l'emploi des courants induits. Il est même permis de supposer qu'il en eût été autrement dans l'espèce : car si l'on veut faire alors une galvanisation utile, il faut avoir soin d'interrompre souvent le courant (galvanisation labile), de façon à provoquer dans les muscles des contractions fréquentes qui entretiennent leur vitalité et préviennent les dangers de l'inaction. Or c'est précisément à cette sorte de gymnastique qu'est due l'utilité des courants interrompus.

Une question vivement discutée est celle de savoir si le traitement par les courants galvaniques est autorisé dans les cas de paralysies hémiplégiques avec contractures secondaires. Les uns (et Remak en particulier) ont préconisé la galvanisation des muscles antagonistes comme donnant de bons résultats, les autres (Onimus et Legros par exemple) rejettent l'intervention comme inutile en pareil cas. Nous inclinons vers cette dernière opinion, car il nous a été don n é d'observer plusieurs exemples où ce mode de traitement n'a nullement été favorable au malade.

Les *paralysies centrales de cause spinale* qui s'accompagnent le plus souvent d'atrophie prononcée et de dégénérescence musculaire seront étudiées au chapitre qui traite des troubles de la nutrition ; nous ne nous y arrêterons pas ici. Disons toutefois qu'il en est des altérations de la moelle comme de celles du cerveau, et qu'on ne devra avoir recours à l'emploi de l'électricité galvanique qu'après la disparition de toute espèce de phénomène inflammatoire. Seules, les myélites chroniques sont donc susceptibles d'être traitées par les courants de pile, et vraisemblablement il existe des faits où ce procédé thérapeutique n'a pas été employé sans avantages. Mon père, le professeur Teissier, m'a communiqué un cas de myélite transverse qui semble favorable à cette manière de voir, et le professeur Le Fort nous citait dernièrement l'histoire d'un jeune homme d'une douzaine d'années, paraplégique depuis longtemps, par suite d'un mal vertébral de Pott, qui avait recouvré en partie les mouvements des membres inférieurs, grâce à l'application sur la colonne de courants continus, faibles et permanents.

N 2. — *Paralysies périphériques*. — Les traités d'électrothérapie sont remplis d'observations de paralysies périphériques guéries par les courants continus. Des monographies entières ont été écrites sur ce sujet, et la paralysie *a frigore* du nerf facial (paralysie de Bell) occupe le rang le plus important parmi les observations. Nous ne pouvons que signaler en passant les intéressantes recherches de Baerwinkel, Ziemssen, Erb (1), Eulenburg Onimus sur ce sujet. Il est incontestable que les courants galvaniques rendent de signalés services dans cet ordre de phénomènes. Qu'on ait affaire à une paralysie faciale, à une paralysie du nerf radial *a frigore* ou d'origine saturnine, à une paralysie du cubital (Ziemssen, Neumann), ou enfin à une paralysie des péroniers, etc., l'emploi de l'électricité favorisera la *restitutio ad integrum*.

Voici précisément trois exemples où la paralysie portant sur trois nerfs différents, facial, radial, sciatique poplité externe, a été très-heureusement modifiée par les courants galvaniques.

(1) Baerwinkel, *Zur electrotherapeutischen Casuistik* (Arch. der Heilk, 1868). — Erb, *Zur Pathologie und pathol. Anatomie der periph. Paralysie (Deutches Archiv fur klin. Medicin.*, 1868), Eulenburg, *zur Therapie der Rheumatismus facial Paralysis (Deutsches Archiv furkl. Medicin*, 1868). — Ziemssen, *Compendium et traité de Electricitat*. — Erb., (*Collection de Velkmann*), 1872, n° 46, Erb. — Onimus, *France médicale*, 1877.

1° **Paralysie faciale** *a frigore*. (Observation communiquée par mon père, le docteur Teissier.)

Un de mes confrères et amis vint me voir au commencement d'avril 1878 et me consulta au sujet d'une déviation de la face dont il était affecté depuis peu de jours et qui l'inquiétait beaucoup. Je reconnus bien vite les signes d'une paralysie de Bell de nature rhumatismale et comme la maladie était tout à fait simple, je lui conseillai de recourir immédiatement à l'électricité. Il fit venir de Paris un appareil à courants continus et en commença l'application. En moins d'une semaine, tous les mouvements volontaires se sont rétablis dans le côté paralysé. Le seul phénomène persistant est une légère inégalité dans la puissance de contraction des muscles des deux côtés de la face, mais tous les jours cette inégalité tend à disparaître.

2° **Paralysie traumatique du nerf radial ; traitement par les courants continus, faibles et permanents. (L. Le Fort.)**

Le nommé Bizet, âgé de trente-huit ans, comptable, est entré à l'hôpital Beaujon, le 18 mars 1878, salle Saint-Félix, lit n° 25, dans le service de M. le professeur Le **Fort.** Il est atteint d'une paralysie des muscles postérieurs de l'avant-bras droit, consécutive à un traumatisme.

Cet homme est tombé d'une voiture, le 28 février, et la chute s'est produite de telle façon que le poids du corps a porté sur la partie postérieure de l'avant-bras droit. Dans la nuit, le malade s'aperçut que la main était paralysée, qu'il lui était impossible de la redresser.

Du 28 février au 18 mars, Bizet ne se fit pas soigner, et pendant ces dix-huit jours, il ne se produisit aucun changement dans l'état de sa main; enfin il se décida à entrer à l'hôpital, où l'on put constater les lésions suivantes :

Les muscles de la partie postérieure de l'avant-bras sont paralysés, la main est fortement fléchie et le malade ne peut la redresser. Les muscles de la région externe sont intacts et la sensibilité est émoussée sur la face postérieure du pouce et de l'index.

Les lésions traumatiques sont peu appréciables; il y a eu une légère tuméfaction pendant les deux ou trois premiers jours qui ont suivi l'accident, mais on n'a pas constaté l'existence de fracture, de lésions articulaires; jamais même il ne s'est formé d'ecchymose.

Le 22 mars, M. Le Fort fit appliquer sur le bras malade les courants continus. Le courant galvanique est fourni par trois petits éléments de Trouvé; il est descendant, c'est-à-dire que le pôle positif est fixé sur le bras, et le pôle négatif à la partie dorsale du poignet.

Les rhéophores sont formés par de larges plaques bien enveloppées de linge. Le malade garda son appareil pendant toute la nuit et une grande partie de la journée. Au bout de six jours, Bizet commença à ressentir une notable amélioration; il pouvait redresser un peu la main, il pouvait un peu mieux s'en servir. Le 1er avril, à l'action des courants continus, on ajoute celle de la faradisation. Dès la première séance, on reconnaît que les muscles, qui, du reste, ne sont pas atrophiés, sont parfaitement excitables à l'électricité : ils se contractent vite même sous l'influence d'un courant assez faible, et ramènent la main dans l'extension.

On continue ainsi chaque jour, en associant la faradisation aux courants continus. Une éruption acnéiforme se montre bientôt aux points d'application des pôles du courant, et chaque jour le malade a senti une amélioration croissante. Actuellement la main peut être facilement maintenue dans la direction horizontale et même la dépasser un peu, tandis que quinze jours avant elle était presque complétement fléchie sur l'avant-bras, et faisait avec l'horizon un angle de 60 degrés environ.

Réflexions.

Cette observation constitue une preuve remarquable de l'influence exercée par les courants continus sur les paralysies musculaires. On peut y voir, en effet, que, tant que le malade est resté sans traitement, c'est-à-dire pendant dix-huit jours, il n'y a eu aucune amélioration.

Pendant huit jours, au contraire, on applique les courants continus seuls, sans aucune autre médication adjuvante, et alors la force commence à revenir d'une façon appréciable dans les muscles paralysés; enfin, dans les huit derniers jours, aux courants continus on ajoute les courants induits, et, le 8 avril, on peut constater que les muscles ont repris en partie leur vigueur, et que tout fait présager une guérison prochaine.

3° Paralysie périphérique complète des deux péroniers latéraux, suivie de guérison. Traitement par les courants continus. (Observation due à l'obligeance du docteur F. Muller, de Pratz, traduite par M. Louis Stahl.)

Paralysie périphérique complète des deux nerfs péroniers, suivie de guérison complète.

Stoklasser (Jean), âgé de vingt-deux ans, célibataire, ouvrier dans une fabrique de papier, toujours bien portant jusqu'à présent, sans antécédent de maladies psychiques ou nerveuses, fut reçu le 8 septembre, à la deuxième division médicale (service du docteur Platz).

Le malade déclara que depuis six semaines il ressentait une faiblesse particulière dans les deux pieds, faiblesse qui atteignait peu à peu un tel degré qu'il lui devint impossible de marcher ; il ne pouvait plus soulever de terre la pointe des pieds ; il reste constamment attaché au sol avec la plante des pieds. Jamais il n'avait ressenti de crampes dans les muscles du mollet.

Tous les mouvements étaient possibles d'une façon normale dans l'articulation du genou et dans celle de la hanche.

Il accuse de cette paralysie l'état d'humidité constante dans lequel son occupation habituelle, dans le moulin à papier, le force d'avoir les pieds.

Etat présent :

Individu vigoureux et bien développé. Les organes de la poitrine et de l'abdomen sont sains.

Le pied droit pend sans force ; la flexion dorsale, de même que l'abduction dans l'articulation tibio-tarsienne, sont totalement perdues. A l'état passif, chacun de ces mouvements est possible comme normalement. Pas trace de contracture dans les muscles du mollet. La sensibilité est notablement diminuée dans toutes ses qualités sur les faces antérieure et externe de la jambe, de même que sur la face dorsale du pied. En même temps il existe une sensation particulière de fourmillement.

La rapidité de la perception n'a pas souffert.

Tous les réflexes, venant aussi bien de la peau que des muscles et des tendons, ont disparu dans les muscles qui sont animés par le nerf long péronier.

De même il ne se produit pas de mouvements concomitants.

La peau est froide comme dans la cyanose, sans présenter cependant de lésions trophiques essentielles.

Les muscles sont flasques et mous, et indiquent nettement une atrophie.

L'extrémité inférieure gauche présente absolument les mêmes altérations, seulement un peu moins marquées.

Exploration électrique.

Courant d'induction de Stœrer :

Avec les spirales complétement poussées les unes sur les autres (ainsi avec le courant le plus fort), les muscles restent inertes aussi bien après l'excitation directe qu'après l'excitation indirecte.

Le pinceau électrique provoque à peine un léger sentiment de douleur.

Courant constant :

L'excitabilité du nerf est tellement diminuée, que c'est seulement avec vingt-quatre éléments qu'on observe de légères contractions.

L'excitation directe des muscles révéla une diminution considérable de leur excitabilité galvanique, ainsi qu'une altération qualitative de la loi des secousses.

Avec vingt-deux éléments :

Anode S Z

Cathode S Z

Les contractions étaient lentes.

On ne put obtenir aucune contraction à l'ouverture du courant, quelle que fût sa force.

En résumé, la dépression se montra au plus haut degré.

Traitement :

Tous les jours, galvanisation des muscles. Application pendant cinq minutes.

Le cathode fut appliqué sur les muscles de la jambe; l'anode resta fixée sur la *patella* du même pied. En même temps, on établit dans lo conducteur métallique des alternatives voltaïques et des effets de fermeture cathodiques.

Au bout de quatre semaines, on employa davantage la faradisation, après que l'excitation par le courant galvanique fut devenue sensiblement plus forte, et qu'on put aussi amener de légères contractions avec la première.

L'on fit aussi bien des excitations musculaires, tant directes qu'indirectes.

Après six autres semaines, le patient put faire volontairement (à son gré) de légères flexions dorsales dans l'articulation tibio-tarsienne.

Les troubles de la sensibilité avaient presque totalement disparu.

Il est encore à remarquer que la mobilité spontanée parut avant la mobilité électrique.

Après un traitement électrique de trois mois et demi, il ne fut plus possible de constater la moindre trace d'altération. Le malade put monter n'importe quel escalier sans rester accroché avec la pointe du pied.

Le patient fut renvoyé guéri.

On ne saurait donc révoquer sérieusement en doute l'heureux effet des courants de pile appliqués au traitement des paralysies périphériques. Mais ici vient encore se poser cette question difficile à résoudre : Les courants de pile ont-ils dans l'espèce une action plus favorable que les courants interrompus ? Pour répondre à cette question, il est nécessaire d'établir entre les faits des distinctions importantes, car on devra avoir recours à l'un ou l'autre procédé de traitement, suivant la façon dont les muscles paralysés répondront aux divers

agents électriques. Il est un fait aujourd'hui presque généralement reconnu que, dans toutes les paralysies périphériques,
les muscles affectés ne réagissent pas de la même manière,
suivant qu'on les explore avec les courants induits ou avec
les courants constants; et l'on peut dire d'une façon générale
que la contractilité sous l'influence des courants galvaniques
augmente en raison directe de la diminution de la contractilité sous l'influence des courants d'induction. Si cette dernière persiste, au contraire, la contractilité galvanique diminue.
On a fait jouer en Allemagne un grand rôle à ces différentes
distinctions. Erb, Eulenburg, Baerwinkel, Hitzig ont particulièrement signalé leur importance; ils ont décoré cette réaction
(diminution de la contractilité faradique et augmentation de la
contractilité galvanique) du nom de *réaction dégénérative* (1),
voulant indiquer par cette dénomination même l'existence
d'altérations anatomiques, et de la dégénérescence des muscles. — M. A. Joffroy est arrivé à des conclusions analogues
(cours de l'École pratique, 1877). — Suivant ces différents
auteurs, cette notion commande le choix des divers procédés
d'électrisation. Quand la contractilité faradique, en effet, est
conservée, c'est que les conditions qui ont déterminé la paralysie n'ont pas été suffisantes pour produire dans le tronc
nerveux des altérations bien profondes et susceptibles d'entraîner une dégénération secondaire. La structure du muscle
n'est pas changée et il suffit de provoquer de temps à autre
dans la fibre musculaire des contractions qui ne la laissent
pas tout à fait inactive et lui permettent ainsi d'attendre que
le courant nerveux puisse se propager librement. Dans ce cas,
les courants d'induction remplissent cet office. L'effet cherché ne peut être obtenu que par des interruptions fréquentes.
Mais que, au contraire, le tronc nerveux ait été sérieusement
intéressé, comme cela peut se voir en cas de déchirure ou de
compression intense, dans le cas par exemple de paralysie
faciale consécutive à une fracture du rocher, ou qu'enfin le
nerf ait été altéré dans sa structure comme on l'a noté dans

(1) Voir aussi, Charcot, *Mal. du syst. nerv.*, 2ᵉ édit., p. 45 et suiv.

un certain nombre de paralysies saturnines; sous l'influence des dégénérations secondaires qui se produisent en pareille occurrence, la fibre musculaire souffrira dans sa nutrition, il y aura atrophie ou imminence d'atrophie, et c'est à remédier aux dangers de cette complication que s'adressera le traitement galvanique.

Voilà ce que dit la théorie; bien que dans certain nombre de faits, l'observation clinique semble lui apporter son contrôle, il en est d'autres qui paraissent un peu en désaccord avec cette façon relativement simple d'envisager l'ensemble des faits.

Les deux observations suivantes que M. le professeur Vulpian a eu l'extrême obligeance de nous communiquer mettent suffisamment en lumière cette contradiction entre les données fournies par la théorie et les résultats cliniques.

Ces observations ont un véritable intérêt et renferment d'utiles enseignements. Dans ces cas, en effet, où il s'agit de paralysie des extenseurs d'origine saturnine portant sur les deux bras avec une intensité à peu près égale, on a institué, de façon à établir le contrôle, d'un côté, le traitement par la faradisation, de l'autre, le traitement par les courants galvaniques. Or les résultats obtenus ont été, à peu de chose près, identiques des deux côtés.

1re OBS. — *Maximilien L... quarante ans, peintre en bâtiments. — Paralysie saturine des avant-bras. — Hôpital de la Charité, salle Saint-Jean de-Dieu. — Service du professeur Vulpian.)*

Mère morte d'apoplexie. Père, peintre, paralysé par le plomb.
Atrophie d'une jambe. — Hémiplégie gauche. Faiblesse des deux jambes. La paralysie est venue d'une façon progressive sans attaques.
Pas de rhumatisme. — Pas de maladie jusqu'à trente ans.
Quoique peintre, depuis onze ou douze ans, il n'a pas eu d'accidents plombiques avant trente ans; depuis lors, il compte une vingtaine de coliques très-fortes, et sa paralysie des deux bras qui a débuté il y a trois ans et demi environ.
Ce furent d'abord des fourmillements et des douleurs occupant tout le département compris au-dessous de la moitié inférieure de l'humérus; après quoi les poignets tombèrent, et la force fut nota-

blement diminuée ; néanmoins il a toujours continué son travail. Cette paralysie n'a jamais été plus forte ni plus faible qu'aujourd'hui, si ce n'est quand il avait des coliques.

Etat actuel. — État général bon, cependant le malade annonce par la teinte blafarde de sa peau, l'intoxication saturnine ; liséré bien marqué.

Rien aux autres portions de la muqueuse buccale.

Avant-bras diminués de volume, ce qui tient surtout à ce que la face dorsale est aplatie.

Conservation du long supinateur, appréciable surtout si on fait résister le malade à l'extension.

Impossibilité pour le malade de relever la main, son bras étant horizontal dans la pronation.

Le petit doigt et l'index sont paralysés au même degré que les autres doigts.

Tumeur dorsale du poignet assez accusée (bilatérale).

La main droite amène au dynamomètre 38 en pronation, 25 en supination.

La main gauche amène : 38 en pronation, 34 en supination.

Sensibilité fortement diminuée, émoussée au bras. C'est à peine si le contact est perçu à l'avant-bras, du côté de la flexion. Anesthésie plus marquée à la face dorsale du bras qu'on peut piquer et pincer, en ne donnant que la sensation du contact simple ; il en est de même pour la main.

Électrisation :

Courants interrompus. — Les courants les plus forts *ne donnent aucune contraction* dans les muscles extenseurs de la main, et la faradisation à *la face dorsale* de l'avant bras provoque des mouvements de flexion, peut-être cependant, quelques mouvements d'extension à droite se passant dans les muscles, mais ne faisant pas bouger la main.

Sensibilité électrique très-diminuée. C'est à peine si les plus forts courants propagés par le pinceau sont perçus sur la main ; la sensibilité est moins diminuée aux avant-bras et presque intacte aux bras.

Courants constants. — Quarante éléments ne produisent aucun effet sur la motilité des extenseurs de la main, mais ils provoquent une douleur extrême : déjà vingt suffisent à produire une sensation de piqûre.

Urines assez fortement albumineuses, pâles, louches, abondantes.

Rien aux poumons, rien au cœur.

8 décembre. — *Traitement.*

Faradisation au bras gauche, courants constants au bras droit. — En appliquant ces courants avec vingt éléments d'une boîte nouvellement chargée pendant quatre ou cinq minutes, on a obtenu des eschares superficielles très-légères, mais très-manifestes, et à côté, d'autres points modifiés à un degré moindre ressemblent à de l'urticaire (ampoule avec un sommet ombiliqué). Quelque temps après cette sorte d'éruption disparaît, moins les eschares qui sont bordées d'un liséré blanchâtre et entourées d'un zona rougeâtre.

10 décembre. — Les eschares subissent leur travail de modification, et leur contour un travail d'inflammation lente; néanmoins on continue le traitement électrique.

15 décembre. — Le bras qui a subi les eschares est œdématié; on cesse la galvanisation dans ce membre. La sensibilité est un peu revenue.

17 décembre. — Cataplasmes sur le bras droit qui est très-douloureux.

20 décembre. — Pansement au cérat.

4 janvier. — On recommence l'électrisation.

15 janvier. — Le malade relève la main jusqu'à l'horizontalité.

19 janvier. — Depuis le commencement du traitement, on applique sur le bras droit le courant continu. La pile nouvellement rechargée étant très-forte, le malade ne peut appliquer pendant une heure et demie ou deux heures que deux éléments, un nombre plus grand lui donne des eschares.

Depuis le début du traitement, il s'est formé sur l'avant-bras une série d'eschares arrondies, qui ont laissé après elles des ulcérations superficielles, mais atoniques et très-lentes à se cicatriser. En quelques points il y a des élevures pustuleuses ou vésico-pustuleuses qui rappellent un peu une éruption de zona.

Sur le bras gauche, on applique le courant faradique. Les deux mains reprennent peu à peu leurs mouvements d'élévation, *la droite cependant semble plus forte au malade que la gauche*. L'index droit se relève mieux que les autres doigts de cette main.

Force au dynamomètre :

Main droite : en pronation, 13; en supination, 15 ;

Main gauche : en pronation, 15 ; en supination, 16.

22 janvier. — Il reste toujours dans l'urine une notable proportion d'albumine, pas de bruit de galop, pas d'œdème, la vue est un peu brouillée.

Le 22 février. — Le malade sort de l'hôpital considérablement amélioré; les poignets se relèvent incomplétement, il est vrai, mai beaucoup plus qu'au début. Ils s'élèvent à peu près de 30° au-dessus de l'horizontale aussi bien d'un côté que de l'autre.

2° Obs. — *Théodore J., vingt-sept ans, serrurier. -- Paralysie complète des extenses des deux avant-bras. — Entré le 28 novembre 1877, salle Saint-Jean-de-Dieu, n° 11. (Service du professeur Vulpian.)*

Pas d'antécédents scrofuleux, rhumatismaux, syphilitiques ou héréditaires.

Point de maladies pendant l'enfance. Vers l'âge de dix-neuf à vingt-un ans, deux blennorrhagies, toutes deux accompagnées d'orchites monotesticulaires.

Vers décembre 1876, il a ressenti sa première colique, après avoir travaillé avec des peintres. Il a été traité chez lui par des purgatifs répétés ; deux mois plus tard, une deuxième attaque se faisait sentir, moins forte cependant que la première. Puis de nouvelles attaques se succédaient à intervalles réguliers de deux mois en deux mois. Le dernier médecin qui l'a traité lui avait prescrit tous les quatre ou cinq jours, une cuillerée à bouche de magnésie calcinée, et de l'eau de Vichy à tous ses repas.

Depuis un mois, ses mains ne peuvent plus serrer fortement les objets. Il ne peut faire usage de ses doigts pour quoi que ce soit. Il va alors à la consultation de M. le docteur Hardy, où on lui prescrit des bains sulfureux et de l'électricité. Voyant que sa maladie ne tendait pas à s'amender, il se décide à entrer à l'hôpital.

État actuel. — Visage pâle, teinte subictérique, liséré noirâtre. Dents pour la plupart déchaussées ; ni insomnies, ni inappétence. Selles régulières jusqu'à son entrée à l'hôpital, puis constipation opiniâtre. Jamais de céphalalgie, de vertiges, ni de troubles de la vue. Les mains déviées en dehors forment un angle obtus avec le bras ; abandonnées à elles-mêmes, les avant-bras étant en pronation, elles sont pendantes et inertes ; le malade ne peut les porter ni à droite ni à gauche. *Paralysie complète des extenseurs des doigts.* Fléchisseurs intacts. Pas d'anesthésie cutanée. En certains points, sensibilité exagérée.

Électricité. — En faisant agir les courants interrompus, on remarque :

1° Qu'avec le minimum d'excitation, le deltoïde se contracte ; le même courant ne produit rien sur les extenseurs des avant-bras. Intégrité farado-musculaire du long supinateur ;

2° Avec un courant plus fort, appliqué sur la région des extenseurs, on n'obtient pas la contraction de ces muscles à gauche, mais bien celle des fléchisseurs ;

3° Le bras gauche est plus atrophié que le droit. Il mesure 22 centimètres de circonférence dans le point où il a le volume le plus considérable ; le bras droit en mesure 23 ;

4° Le bras droit conserve une certaine excitabilité par l'action des courants sur les muscles. Les courants continus provoquent quelques contractions dans les muscles extenseurs des avant-bras, contractions faibles d'ailleurs, et qui ne se produisent qu'après un certain temps.

Les courants interrompus ne produisent pas de douleurs musculaires.

Poumons, rien.
Cœur, rien.
Urines normales.

Traitement. — Dès l'entrée du malade, on institue ainsi le traitement :

Courants interrompus (séance de 8 à 10 minutes) au niveau des extenseurs de la main gauche, et *courants continus* au niveau des muscles de l'avant-bras du côté droit (machine de Chardin) (séance de 10 à 15 minutes).

Au bout de sept ou huit jours, on modifie le traitement, au moins pour les extenseurs de l'avant-bras droit, en appliquant des courants continus pendant plusieurs heures. Au début, on a employé un courant trop fort qui a déterminé des eschares dans les points d'application des plaques. Plus tard, on n'emploie que quatre couples.

4 décembre. — On commence à observer la tumeur dorsale du métacarpe aux deux mains.

6 décembre. — La contractilité par les courants faradiques est toujours abolie, dans les extenseurs seulement. La sensibilité musculaire électrique dans la région dorsale de l'avant-bras a augmenté depuis quelques jours. *Par les courants continus on obtient des contractions très-nettes dans les extenseurs de l'avant-bras droit, qui ne répondent pas aux courants interrompus.*

1er janvier. — La contractilité des extenseurs par les courants faradiques commence à reparaître, mais faiblement. Les courants continus donnent toujours des contractions très-nettes.

Circonférence de l'avant-bras droit (mesurée à 15 centimètres au-dessus de l'apophyse styloïde du cubitus, l'avant-bras étant dans l'extension), 21 centimètres.

Circonférence de l'avant-bras gauche (mesurée au même point), 21 centimètres.

L'atrophie musculaire a donc encore augmenté, malgré la persévérance du traitement.

15 janvier. — Main droite au dynamomètre. . . . 16.
        — gauche   —   . . . . 18.

Les extenseurs commencent à relever légèrement les mains sous l'influence de la volonté.

Le même effet se produit avec l'électricité galvanique pour la main droite, mais assez faiblement. Quant à la main gauche, traitée toujours par les courants interrompus, non-seulement elle ne se relève pas sous l'influence de la faradisation ; mais c'est à peine si l'on observe quelques légères contractions dans les extenseurs.

10 février. — Le même traitement (courants interrompus pour l'avant-bras gauche, continus pour l'avant-bras droit) est toujours continué, et la contractilité est à peu près dans l'état indiqué plus haut. Néanmoins, les poignets se relèvent assez bien, *surtout le droit*, sous l'influence de la volonté.

A titre d'essai, les extenseurs du côté gauche, qui ordinairement donnent à peine quelques faibles contractions avec les courants interrompus, sont électrisés aujourd'hui avec les courants continus. Les contractions sont beaucoup plus marquées avec cette forme d'électricité.

21 février. — C'est à peu près dans cet état que le malade quitte l'hôpital. Il viendra se faire électriser tous les matins. Il amène au dynamomètre :

Main droite 23; main gauche 20.

L'état s'est certainement *un peu amélioré*.

Quoi qu'il en soit, si l'on voulait adopter une formule générale, nous croyons qu'il est bon de s'en tenir aux règles posées par les électro-thérapeutes allemands et qu'accepte lui-même Russell Reynolds, quand il écrit dans ses leçons: « Dans le cas de paralysies périphériques, l'agent électrique que l'on doit adopter dans le traitement est celui qui détermine dans les muscles paralysés les réactions les plus nettes. » Quant au manuel opératoire à suivre, nous ne saurions entrer dans de longs développements à son sujet: nous nous bornerons à indiquer qu'il est utile de chercher à réveiller l'excitabilité nerveuse dans les points où elle est le plus accessible, c'est-à-dire au niveau des points d'émergence des nerfs (Ziemssen a tracé avec le soin le plus minutieux la table de ces différents points que l'on désigne souvent, du reste, sous le nom de points moteurs de Ziemssen). Si nous nous fondons sur les données physiologiques que nous avons exposées, il sera plus avantageux d'avoir recours pour cela à l'excitation par le pôle positif à laquelle les nerfs moteurs répondent le plus activement (voir Chauveau, *Excitations unipolaires*, p. 30). Si l'atrophie s'accentue, il sera bon de prolonger les séances, et comme dans ce dernier cas, ce sont surtout les fonctions nutritives qu'on cherche à stimuler, on emploiera les courants faibles et permanents qui sont facilement tolérés.

Paralysie hystérique. Les courants continus ont été plusieurs fois employés avec succès (Onimus, Th. Lebreton) dans le cours de cet ordre de paralysies ; mais les résultats obtenus varient un peu suivant le siége de la maladie. Benedikt insiste sur la tenacité des paraplégies de cette nature. Pour arriver à bonne fin, il faut employer des courants d'une énorme intensité, si intenses même que pour être supportés, la chloroformisation a été plusieurs fois nécessaire et encore a-t-on dû poursuivre pendant de longs mois le traitement. Il est même permis de se demander si, dans ces conditions, la guérison peut rigoureusement être imputée à l'électricité ; la mobilité des manifestations hystériques est trop connue pour ne pas faire penser à la possibilité d'une simple coïncidence. Il n'en est pas de même des paralysies du larynx (aphonie nerveuse), qui peut être très-rapidement guérie par les courants galvaniques. M. Poyet rapporte dans sa thèse (1877) plusieurs observations de ce genre. Les courants galvaniques ne paraissent pas avoir cependant une supériorité marquée sur les courants induits, tels que les employaient Morell-Mackenzie et Duchenne.

N° 3. *Paralysies diphthériques.* — Les paralysies diphthériques traitées par les courants constants sont rares, — on en a cependant relevé quelques exemples, — mais ce qu'il y a de plus intéressant dans ces faits, ce n'est pas tant l'amélioration obtenue que la constatation de *la loi de dégénération* que nous avons mentionnée plus haut (Ziemssen, Brüchner). C'est là un argument de plus en faveur de la généralisation de la formule (1).

(1) Ceci s'applique exactement aux paralysies des muscles du globe de l'œil, et ces cas eux-mêmes ne sont pas les moins propres à faire reconnaître l'utilité du galvanisme. — Nous avons sous les yeux dans ce moment plus de vingt observations de paralysie portant sur les différents muscles de l'œil et appartenant à Giraud-Teulon, Erb, Driver, Benedikt, etc., où les résultats de l'application galvanique sont des plus évidents.

M. Galezowski cependant, recommande exclusivement en pareil cas les courants d'induction.

Le retour de la contractilité sous l'influence des courants galvaniques ne s'observe pas seulement dans le domaine de la fibre striée. Elle s'observe encore dans le système des fibres tissus, et cet avantage peut en thérapeutique trouver de nombreuses applications, une des plus importantes sans doute est le traitement de paralysies vésicales, qui compte de nombreux succès. On se rappelle, d'autre part, que Leroy d'Etiolles purgeait ses malades en leur plaçant le pôle d'une pile sur la nuque, l'autre au niveau du rectum. Cette mise en jeu, de la contractilité sous l'influence du courant de pile pourrait même s'observer dans la profondeur des organes parenchymateux. Le professeur Teissier a relevé deux cas d'hypertrophie de la rate notablement améliorés par le passage du courant galvanique (deux observations inédites).

SPASMES.

Si l'on se rappelle les quelques expériences que nous·avons signalées pour démontrer l'action paralysante des courants continus (expériences d'Hiffelsheim sur la patte d'une grenouille tétanisée, de Vulpian sur les grenouilles strychnisées, etc.), on aura un point d'appui suffisant pour reconnaître que l'application des courants continus dans un certain nombre d'affections spasmodiques était loin d'être irrationnelle. Aussi voyons-nous les courants de pile préconisés tour à tour dans le tic douloureux de la face (Niemeyer, Remak, E. Stich), la tétanie (Pierson), le tétanos (Mendel, LeFort, etc.); la crampe des écrivains (Benedikt), les blépharospasmes, le nystagmus (W. Strelin, 1874), les contractions, les convulsions de l'épilepsie et de l'hystérie, etc., etc. Le *modus faciendi* variait naturellement suivant la cause anatomique présumée de ces mouvements spasmodiques.

Assurément les données de la physiologie justifient ces différentes tentatives. Reste à savoir, cependant, si les succès enregistrés répondent complétement à ces prévisions.

Parmi ces affections, il en est sans doute qui se sont amendées sous l'influence du traitement. Les faits de Niemeyer (deux cas) de Benedikt (trois cas), de E. Stich, pour le tic convulsif de la face, de Giraud-Teulon, pour le blépharospasme et le nystagmus viennent à l'appui de cette assertion. Les résultats sont beaucoup plus douteux pour ce qui est de la tétanie, surtout du tétanos.

Quant à ce qui est de la contracture hystérique, les résultats sont absolument nuls (Le Fort, Charcot, communication verbale). Beard et Rockwell, qui ont eu l'occasion de traiter un grand nombre de contractures hystériques, sont arrivés aux mêmes conclusions.

Seules les contractures douloureuses, qui tiennent à des spasmes fonctionnels, peuvent être heureusement modifiées, et dans ce nombre il faut compter le tic de la face, à condition toutefois qu'il ne soit pas de date trop ancienne. Disons cependant que dans ce cas Frommhold et Benedikt ont eu des succès plus marqués avec les courants induits. Suivant Pierson, la contracture essentielle des extrémités serait presque toujours améliorée par l'emploi du courant de pile.

Enregistrons aussi les guérisons bien constatées de contractures du grand pectoral (Remak, conférence de la Charité, 1864), et de ces sortes de lombago, vulgairement appelés tours de reins, auxquels le professeur Gubler a donné le nom de cinesialgie (Onimus, Rosenthal). Toutefois, M. Gubler préfère la faradisation en pareil cas.

Les faits de crampes des écrivains, de spasmes des sterno-cléido-mastoïdiens, consignés par Benedikt, rentrent dans cette catégorie de faits.

Tétanos. — Il était naturel de rechercher dans une affection où les médications internes les plus énergiques échouent presque constamment, si l'action sédative des courants de pile ne donnerait pas par hasard de meilleurs résultats. Quelques observations rares, il est vrai, mais authentiques, semblent prouver que si dans la presque totalité des cas où la galvanisation a été employée, la marche irrévocablement fatale de la maladie n'a pu être enrayée, le phénomène spasme a été notablement atténué. C'est ce qui est arrivé chez le malade de Dubreuil, Lavaux et Onimus qui éprouvait une détente complète.

lors du passage du courant; chez celui traité de la même façon par le professeur Le Fort, et qui fut même à un moment tellement amélioré qu'on put presque espérer la guérison. Les choses se passèrent de même pour un opéré de M. Verneuil, qui éprouva lui aussi un soulagement immédiat. Mais le mal n'en continua pas moins son cours. et le malade finit par succomber. Dans les observations de Le Fort et de Verneuil, il est noté que l'action sédative du courant n'était nullement modifiée par sa direction (1).

Les deux faits de Mendel sont peut-être moins défavorables : le premier a trait à une jeune fille de quatre ans qui, atteinte de tétanos traumatique, aurait guéri complétement dans l'espace de dix jours, grâce à l'application des courants continus. Mendel avait essayé la faradisation, mais avait dû l'abandonner, car elle avait déterminé une aggravation du mal. En se servant du courant de pile, il plaça le pôle positif d'un courant de huit éléments Daniell sur les muscles antagonistes de ceux qui étaient contracturés ; le pôle négatif fut appliqué sur la colonne vertébrale ; chaque séance durait environ quinze minutes.

Chez sa seconde malade, petite fille de neuf ans, atteinte de tétanos idiopathique, le traitement fut appliqué de la même manière et produisit les même résultats.

Ces deux succès ne suffisent pas évidemment pour ériger le traitement par les courants de pile à l'état de traitement spécifique du tétanos, mais il renferme au moins cet enseignement que les courants constants diminuent l'excitabilité réflexe de la moelle et cette notion formulée par Matteucci après ses nombreuses expériences sur la grenouille et la première application qu'il en fit chez l'homme, en 1838, n'en subsiste pas moins toute entière.

Nous pourrions répéter la même chose au sujet de la rage, maladie dans laquelle les courants constants ont semblé diminuer aussi l'intensité des contractures sans pouvoir pourtant

(1) Voir Richelot, *Revue sur le Tétanos.* — (*Revue des sciences médicales* d'Hayem, 1877.)

conjurer l'issue funeste. (Voir Plinio Schivardi, *Traité d'électro-thérapie*, et Jaccoud, la *Commission permanente de Milan, Gazette hebdomadaire*, 1864, *Traité de pathologie*, cours de la Faculté, 1878.)

A la fin du siècle dernier et au commencement du nôtre, on a cherché à modérer par l'intervention du galvanisme l'intensité des crises d'épilepsie. Ce mode de traitement est tombé de lui-même et a été abandonné jusque par ceux-là même qui font ce que l'on pourrait appeler de l'électro-thérapie à outrance. Il n'en est pas ainsi de l'hystérie ou plutôt des grandes manifestations spasmodiques et de l'hystéro-épilepsie. Il semble incontestable, en effet, que le passage du courant galvanique suspend quasi comme par enchantement les grands mouvements convulsifs. Les quatre observations suivantes, recueillies dans le service de M. le professeur Charcot et qui nous ont été obligeamment transmises par son interne M. Richer, viennent confirmer cette assertion.

WITMAN, hystéro-épileptique à ses grandes attaques. — Sorte d'état de mal pendant lequel les attaques se succèdent sans interruption, composées chacune des trois périodes décrites par M. Charcot : 1° Période épileptiforme ; 2° grands mouvements et cris ; 3° délire et hallucinations.

On applique les électrodes de l'appareil à courants continus de Trouvé, l'un au front, l'autre dans la région de l'ovaire droit. On use de quarante éléments. L'attaque est modifiée aussitôt. La période épileptique s'amoindrit, les grands mouvements sont supprimés, et survient un sommeil qui paraît calme. Quand on enlève les pôles, l'attaque reprend avec toute sa violence. Plusieurs fois l'attaque est modifiée, comme nous avons dit, par la réapplication des électrodes, soit au front et à l'ovaire droit, soit au front et à la jambe droite, soit aux deux jambes. L'emploi d'un courant faible (dix éléments) les deux pôles étant appliqués aux deux tempes, produit un effet analogue.

L'application de l'électricité n'a pas été prolongée et les attaques ont repris leur cours.

Il nous a été donné d'assister nous-même à une de ces grandes attaques le samedi 6 avril. Les courants continus ont été appliqués de nouveau. MM. Charcot et Wesphal étaient présents. Que ce fût dans la période épileptique ou dans la phase des grands mouvements convulsifs, le passage du courant arrêtait brusquement la crise.

La malade avait deux ou trois secousses générales et tombait comme sidérée. Fait important à noter, le sens du courant était indifférent, au point de vue du résultat obtenu.

Un sommeil profond s'établit et persiste durant tout le temps que passe le courant. Il s'interrompt avec la rupture du courant.

Geneviève, hystéro-épileptique. — Accès épileptiformes, séparés par une phase d'agitation, de contorsions et de délire.

Application de la pile Trouvé. — Vingt éléments, l'un des pôles à la tempe gauche, l'autre à la jambe du même côté.

Presque aussitôt, les accès épileptiformes diminuent de violence, ils sont plus espacés, et bientôt n'apparaissent plus de loin en loin que très-atténués ; au lieu de durer de une à deux minutes, ils ne sont plus que de quinze à trente secondes, la période de stertor est supprimée. Dans l'intervalle, la malade demeure en proie à un délire loquace, relativement calme. Quand on supprime le courant, l'accès épileptiforme reparaît *aussitôt* avec toute sa violence.

Le sens du courant, ascendant ou descendant, n'a pas paru avoir d'effet spécial. — Quel que soit le sens du courant, le résultat a toujours été le même, mais à chaque interversion brusque du sens du courant, la malade est prise de secousses généralisées, son délire est suspendu un instant, pour reprendre bientôt, mais dans un ordre d'idées tout différent.

Geneviève. — Grandes attaques, avec les trois périodes complètes : 1º période épileptiforme ; 2º grands mouvements, contorsions ; 3º délire.

L'application des courants continus a été maintenue pendant près de quatre heures.

Les effets obtenus ont été les mêmes que dans l'observation précédente : phase épileptique très-amoindrie, ne survenant plus que de loin en loin ; grands mouvements supprimés ; le délire loquace persiste.

Secousses à l'interversion du sens du courant.

Au début, quarante éléments ont été employés ; mais ensuite le même effet a été obtenu avec vingt et même dix éléments.

L'électrisation a été maintenue tout le temps de l'attaque. Elle en a considérablement amoindri la violence ; mais elle ne paraît pas en avoir diminué la durée. Elle a été sans effet sur la contracture qui a persisté dans la jambe droite ; mais elle a ramené la sensibilité sur tout le corps. Le lendemain, la sensibilité avait disparu.

Marcillet. — Grandes attaques avec leur trois périodes : Épilepsie, grands mouvements et délire avec attitudes passionnelles.

Application de l'appareil à courants continus (Trouvé). L'une des plaques est placée sur le front, l'autre à la jambe gauche.

Au début, quarante éléments.

Atténuation subite de l'attaque, qui cependant présente encore ses trois phases, mais à peine esquissées.

Secousses à l'interversion du sens du courant.

La secousse, provoquée au début d'un accès, l'arrête subitement et complétement. La malade, au milieu d'une convulsion épileptiforme, s'arrête instantanément et demeure interdite.

Le même effet a été obtenu avec vingt éléments. Avec dix éléments il a fallu provoquer plusieurs secousses consécutives, pour produire un effet analogue.

Burrow et Donders n'ont-ils pas observé que les vaisseaux pendant le sommeil sont rétrécis, remarque M. Onimus; et il se demande si ce ne serait pas à une modification de la circulation cérébrale, sous l'influence du courant, qu'il faudrait attribuer ces heureux résultats. Déjà, en 1869, il avait rapporté lui-même dans le *Journal de l'Anatomie* de Robin, l'histoire de deux faits fort intéressants. Dans le premier, il s'agissait d'une jeune fille prise depuis dix-huit mois de crises strychnoïdes et qui, sous l'influence de la galvanisation encéphalique, était invinciblement entraînée au sommeil. Les choses se passaient identiquement de la même manière chez une autre malade atteinte d'hystérie cataleptique grave, et qui s'endormait d'un profond sommeil après la galvanisation du cerveau (un électrode sur le front, l'autre sur la nuque). Chez les malades de M. Charcot, les électrodes représentées par des plaques larges comme le creux de la main étaient appliquées l'une sur le front, l'autre au niveau du mollet. Les effets étaient identiques, quelle que fût la direction suivie par le courant.

Point important à signaler : la galvanisation pratiquée pendant l'attaque d'hystérie suspend immédiatement la crise, mais la malade ne se réveille pas, elle reste dans un état de somnolence profonde, tandis que par la compression de l'ovaire, elle se réveille et reconnaît ceux qui l'entourent. Pour cette raison, nous croyons qu'il y a là plutôt un fait intéressant à relever qu'une méthode générale de traitement à préconiser alors même que de nombreuses observations viendraient définitivement confirmer ces premiers essais : le praticien ayant dans les mains un moyen plus simple d'arriver à un meilleur résultat.

Nous ferons, pour cette étude des spasmes, ce que nous avons fait pour celles des paralysies et après les spasmes des muscles de la vie de la relation, nous dirons quelques mots de ceux de la vie organique. On a utilisé le traitement galvanique dans une série de troubles fonctionnels en apparence spasmodiques et localisés dans le système des fibres lisses. Les observations favorables ne sont pas très-rares. M. Onimus a fait cesser une contracture tenace des muscles du pharynx et de l'œsophage chez une hystérique traitée à la Charité dans le service du professeur Sée. Dans une lettre très-intéressante que Semmola écrivait le mois dernier à Plinio Schivardi, il est rapporté l'histoire d'une jeune malade atteinte de vomissements incoërcibles chez laquelle on pensa à un ulcère perforant de l'estomac et qui était arrivée à un état de maigreur squelettique. Semmola crut à la possibilité de vomissements hystériques, il employa les courants continus, et après la première application quelques aliments furent tolérés; au bout de deux mois la guérison était complète.

Hiffelsheim a vu la colique de plomb améliorée par le galvanisme. Remak a rapporté des faits analogues, mais ici le mode d'action du courant est incertain, car on ne peut savoir si le bénéfice de la guérison doit être attribué à la sédation produite dans la contracture des fibres lisses, ou bien à l'effet purgatif que la galvanisation de l'intestin semble devoir assez facilement déterminer. (Humboldt, Grapengiesser, Leroy d'Etiolles, Hiffelsheim, Althaus, Duchenne).

L'état spasmodique créé au niveau de la vessie ou des urétères par la présence d'un calcul, peut être vaincu par l'emploi d'un courant continu. A deux années de distance M. Reliquet a rapporté deux observations remarquables relatives à cet ordre de faits (*Union médicale*, avril 1870. — *Revue photogr. des hôpitaux de Paris*, avril 1870).

Hiffelsheim, aurait aussi enregistré quelques succès.

Il n'est pas jusqu'à l'asthme qui n'ait été considéré comme justiciable d'un traitement analogue. Beard et Rockwell, insistent sur ce fait et racontent que Wilson Philipp, en faisant circuler le courant galvanique de la nuque au creux de l'estomac quatre fois dans sa pratique civile, dix-huit fois à l'hôpital de Worcester, a obtenu une amélioration marquée. Beard et Rockwell n'auraient pas sur le fait d'expérience personnelle et se bornent à dire qu'en théorie il est indiqué de galvaniser le pneumogastrique et le sympathique. Benedikt n'aurait pas toujours été aussi heureux et, dans un cas d'asthme violent, il n'aurait obtenu aucun résultat.

Nous ne quitterons pas les troubles de la motilité sans dire quelques mots de ces états intermédiaires à la paralysie et aux spasmes qui constituent la grande classe des tremblements et à propos desquels nous signalerons les résultats du traitement galvanique *dans la chorée et la paralysie agitante*. Nous pourrons en rapprocher les troubles d'incoordination motrice, qui représentent une des manifestations de l'ataxie.

Bien que la galvanisation de la moelle ait été encore fréquemment utilisée dans la chorée, nous ne sommes pas en mesure de formuler une appréciation nette. Sans doute les faits rapportés par Gasparini (*Nuova Liguria med.*, décembre 1873 ; par Giovanini (*Annali univ. d'Omodei*, 1872) ; ceux que M. Onimus relate dans son traité plaident en faveur de ce genre de traitement, les conclusions de Ziemssen sont tout opposées, et notre ami le docteur Joffroy nous rappelait dernièrement le fait d'une jeune malade chez laquelle non-seulement l'emploi des courants continus n'avait pas guéri la chorée, mais chez laquelle il l'avait déterminée. Nous sommes plus embarrassé encore pour émettre une opinion au sujet de la paralysie agitante et nous n'avons entre les mains aucune observation démontrant absolument l'efficacité du courant galvanique, bien que Fieber, Benedikt, Remak, Reynolds aient enregistré des succès.

A lire les nombreuses observations qui concernent l'ataxie locomotrice, il est permis de penser que les troubles de coordination sont favorablement influencés par les courants constants. Il n'est pas rare en effet de voir des malades marcher plus facilement après la séance de l'électrisation (Remak, Benedikt, Richter, Mendel, Joffroy), mais ce ne sont là que des améliorations fugaces. Le traitement galvanique en général est inutile dans l'ataxie. Nous aurons plus loin à insister longuement sur ce point. Ici nous nous bornerons à ces indications sommaires.

Troubles de la sensibilité

HYPERESTHÉSIE

Les fonctions de sensibilité trahissent leur état de souffrance suivant une double modalité; par de la douleur, par de l'anesthésie : dans l'un et l'autre cas, l'électricité galvanique a pu y porter remède. Quelle qu'ait été la cause de la douleur, quel qu'en ait été le siége, le calme semble avoir indistinctement suivi l'application des électrodes. Qu'on ait eu affaire à une névralgie faciale, intercostale ou sciatique, qu'on ait eu à traiter les crises douloureuses qui accompagnent le spasme de la septième paire (Niemeyer, Benedikt, Dally, Onimus); que la méthode ait été dirigée contre les douleurs atroces de la névralgie dentaire, contre celles de l'épididymite blennorrhagique (Cheron, Picot, *Soc. méd. d'Indre-et-Loire*, 1874), ou encore dans les douleurs fulgurantes de l'ataxie locomotrice (A. Tripier, Vigouroux) et les arthralgies d'origine diverse; que ce soit enfin contre la douleur nauséeuse de l'hémicrânie qu'on l'ait employée, on peut dire en général que l'élément douleur a été singulièrement atténué. Il est intéressant de rechercher ici quelles sont les causes, quel peut être le mécanisme de cette influence calmante qui nous semble être un bénéfice des moins discutables de l'emploi des courants continus. Le phénomène au premier abord peut paraître quelque peu singulier. Comment l'électricité, que l'on considère à juste titre comme un excitant puissant, puisqu'elle peut réveiller la sensibilité depuis longtemps éteinte, est-elle capable dans d'autres circonstances d'en atténuer l'excès?

Ces phénomènes pourtant peuvent recevoir une explication

relativement satisfaisante. Si on lit avec soin les faits les plus récents publiés sur le traitement des névralgies et en particulier ceux qui appartiennent à la névralgie dentaire (Bouchod, *Bulletin de thérapeutique*, 1873 ; Althaus, *Gazette des hôpitaux*, 1874), on note dans tous les cas un manuel opératoire identique : l'application de l'anode (pôle positif) au niveau des points douloureux. Ceci rapproché des données que nous avons fournies sur les influences polaires, doit nous indiquer le sens suivant lequel la question peut être résolue. Rappelons-nous, et même sans recourir aux enseignements de la physiologie pure, la vieille expérience de Humboldt faisant au niveau des deux épaules une double plaie avec un vésicatoire, appliquant au niveau de chacune d'elles un des pôles de la pile, et constatant que la plaie en rapport avec le pôle positif pâlissait, se tarissait, etc., tandis que l'autre plaie (dans le territoire du pôle négatif) se recouvrait de bourgeons charnus exubérants, que l'exsudation plastique y devenait plus abondante et qu'il s'y développait une vascularisation active. N'y a-t-il pas dans cette expérience, si ingénieuse et si simple, une preuve suffisante qu'une constriction capillaire s'opère au niveau du pôle positif, et ce phénomène lui-même ne permet-il pas de comprendre l'atténuation de la douleur, puisque la physiologie expérimentale nous a appris que l'excitabilité des éléments anatomiques augmente avec la richesse de leur irrigation sanguine (Brown-Sequard, Gubler in Renaut, *thèse de concours*, 1875, page 65).

Nous ne pouvons pas entrer dans tous les détails que comporterait une étude approfondie du traitement des névralgies par les courants continus, ni tracer le manuel opératoire auquel il convient de se conformer dans chacune d'elles. Nos notions sur les effets polaires nous indiquent la marche à suivre. Les effets calmants doivent être recherchés dans l'application de l'anode *loco dolenti;* la place à faire occuper au cathode est alors presque indifférente. Le degré d'intensité du courant sera fixé par la tolérance du malade, mais il est bon de savoir que dans les névralgies des nerfs avoisinant la tête, on ne doit pas dépasser 10 éléments (Rudolph Lewandowski).

Nous ne pouvons parler des névralgies sans noter en passant que Hubener (*Deutsches Arch. f. Klin. Med.*, XII, 5), Cordes (*Dess Arch.*, VIII, 1), Fhuebueh (*Deutsches Archiv.*, 1873) auraient guéri plusieurs cas d'angine de poitrine par le courant constant. Il existe dans la science un assez grand nombre de faits d'hémicrânies guéries aussi par les courants continus ; nous citerons principalement ceux de Benedikt (*Electrothérapie*, 1868), ceux de Frommann (*die Migraine Heilung durch Electricitaet pech*, 1868), d'Eulenburg et Gutman (*die Pathologie des Sympathicus*), enfin de Rosenthal, de Berger et de Holst qui a institué une méthode qui porte son nom. (Voir Pierson, *Compendium der Electro-thérapie*, p. 145. Leipzig, 1878.) Il emploie une pile de douze à quinze éléments et place le pôle positif dans la région du sympathique, tandis que le pôle négatif est fixé dans la main. L'action utile des courants constants ne saurait nous surprendre, si nous admettons avec Du Bois-Reymond, Berger, Mollendorf que l'hémicrânie est un trouble de l'innervation vaso-motrice.

Le docteur Huchard nous a obligeamment transmis la relation de deux faits qui lui sont personnels et où le traitement dans un cas surtout a été complétement couronné de succès.

« Une femme de trente-neuf ans était atteinte depuis dix ans d'accès de migraine très-violents, qui revenaient très-fréquemment, deux fois au moins par semaine. Elle me demandait en grâce de la débarrasser de ce mal, et après avoir épuisé tous les moyens, j'ai pensé à employer les courants continus ascendants sur le trajet de la colonne cervicale. La migraine était de la variété angio-paralytique admise par Mollendorf, c'est-à-dire qu'il y avait chez elle des signes de paralysie du grand sympathique, rougeur de la face, contraction de la pupille, etc., par opposition à la migraine angio-tonique de Du Bois-Reymond, c'est-à-dire à la migraine par excitation du grand sympathique. Au bout de deux mois de traitement, cette femme, qui souffrait tellement qu'elle parlait de se donner la mort, fut absolument guérie, et depuis trois ans elle n'a éprouvé qu'à de très-rares intervalles quelques légères douleurs de tête qui ne méritent plus le nom de migraine. »

J'ai vu un autre cas de migraine avec éphidrose localisée à la moitié correspondante de la face (migraine angio-paralytique) et qui fut heureusement modifiée par les courants continus, mais qui ne fut pas complétement guérie.

Tantôt je place les pôles sur le front, mais en employant peu d'éléments (six à dix pour commencer), tantôt, et le plus souvent, j'électrise la région cilio-spinale de la moelle en employant un plus grand nombre d'éléments. » (Huchard.)

Ainsi donc il semble résulter de ces faits que le *symptôme douleur*, quelle qu'en soit la cause du reste, est généralement très-atténué par l'application de l'électricité galvanique et de l'anode en particulier.

A ce titre, les courants de pile ont véritablement leur place marquée dans la thérapeutique. C'est là pourtant une conclusion à laquelle nous ne nous sommes rendu que tardivement; considérant comme fort inutile de recommander un procédé coûteux et incommode, quand on a à sa disposition des moyens beaucoup plus simples, et peut-être plus sûrs d'atteindre le but. Mais l'intérêt des deux faits suivants nous a justement frappé.

Le premier concerne un malade de M. Maurice Raynaud atteint de zona des plus douloureux. Le patient, en proie à des crises fort pénibles, avait eu recours à tous les moyens habituellement mis en usage en pareil cas.

Rien n'y avait fait, pas même les injections sous-cutanées de morphine à dose assez élevée ; M. Raynaud eut l'idée de tenter la galvanisation appliquée *loco dolenti*. Le malade éprouva un véritable soulagement, qui se reproduisit, du reste, après chaque séance d'électrisation. (Communication orale.)

Le second cas n'est pas moins convaincant : il appartient à M. Luys. Il s'agit d'une femme de la Salpêtrière, de trente à trente-cinq ans, syphilitique, qui, depuis plusieurs années presque, éprouvait des douleurs de la plus extrême violence, une hyperesthésie tellement prononcée que le poids du drap du lit était insupportable. On épuisa à son endroit, cela s'entend, toutes les ressources de la thérapeutique, sans pouvoir produire aucune amélioration. M. Luys pensa un jour que la galvanisation peut-être pourrait modifier cet état.

La malade fut donc conduite, un matin, à l'infirmerie, soutenue par des porteurs et s'aidant de deux bâtons.

Elle fut soumise pendant vingt minutes à l'influence d'un courant de faible intensité (quatre éléments Trouvé) un pôle sur le front, l'autre au mollet ; l'amélioration immédiate fut telle que la malade put regagner son dortoir sans le secours de personne et sans s'appuyer sur un bâton (voir *Comptes rendus de la Société de biologie* ou *Gazette médicale de Paris*, rapport de Dumont-Pallier, 1877).

Nous avons eu l'occasion de voir cette malade et de lui faire raconter le récit de ce qu'elle appelait volontiers sa délivrance. Aussi, tout en faisant la part d'une exagération de langage bien excusable, chez une femme qui a éprouvé de cruelles souffrances, et chez laquelle, de plus, il était permis, à cause des antécédents, de supposer un léger fond d'hystérie, ou tout au moins de nervosisme, on n'en reste pas moins persuadé que dans ce cas les courants galvaniques ont rendu un succès signalé.

Sans doute la guérison n'est pas complète, l'excitabilité réflexe est toujours notablement augmentée, mais il n'en est pas moins vrai que la malade a trouvé dans la galvanisation un soulagement que nulle autre médication n'avait pu lui procurer.

ANESTHÉSIE.

Nous serons loin d'être aussi affirmatif pour ce qui concerne les troubles sensitifs se traduisant non plus par l'exagération, mais par l'abolition de la sensibilité, des *anesthésies* en d'autres termes. Du reste, la question est sous ce rapport beaucoup plus difficile à apprécier ; tous les électro-thérapeutes reconnaissent en général au courant d'induction une supériorité marquée et les faits concluants sont peu nombreux quand il s'agit de courants constants. L'emploi plus journalier de la faradisation ne saurait surprendre, car il est rationnel de supposer que la sensibilité sera plus vivement

impressionnée par les modifications plus brusques que le courant faradique imprime aux éléments anatomiques. Malgré cela,
les faits d'anesthésie qui ont cédé à l'application du galvanisme ne sont point très-rares et les observations de Magnan,
de Debove et Régnard sur lesquelles nous revenons plus loin
sont là pour le démontrer. La cause qui entraîne l'anesthésie
n'influe pas d'une façon notable sur le résultat, et les anesthésies périphériques d'origine rhumatismale ou par intoxication
chronique, comme les anesthésies d'origine centrale, fournissent des cas de guérison. Nous exprimerons cependant
toutes nos réserves au sujet des anesthésies de l'ataxie
locomotrice ; celles-ci, peut-être, peuvent bien s'amender
temporairement, mais l'amélioration n'est le plus souvent que
passagère.

Les anesthésies des hystériques sont parfois très-heureusement modifiées, mais nous aurons l'occasion d'insister sur
ces faits, au sujet des phénomènes quasi mystérieux de la
métalloscopie, dont nous dirons quelques mots plus loin.

TROUBLES DES ORGANES DES SENS.

Bien que ces affections en général relèvent surtout de troubles inflammatoires ou de nutrition (névrite optique, opacité
du corps vitré, etc.), nous avons cru devoir leur conserver
cette place, afin de ne pas scinder une étude qui doit porter
sur les modifications de la sensibilité considérée dans son
ensemble.

On a appliqué le traitement par les courants de pile aux
troubles de l'audition, de la vision et de l'olfaction. Les recherches si délicates entreprises par Brenner sur la physiologie du
nerf acoustique et le long et intéressant chapitre que Benedikt
a écrit sur ce sujet dans son livre *Nervenkrankeiten und
Electrotherapie*, montrent l'activité avec laquelle ce genre
d'étude se poursuit en Allemagne. Quelques résultats favorables semblent avoir été obtenus (1), mais les observations de

(1) Le docteur Vigouroux a rapporté dans le *Journal des Connais-*

contrôle nous manquent absolument et il nous est matérielle-
ment impossible de porter un jugement sur la méthode. Il
est bien entendu que nous ne parlons que de la valeur thérapeutique, car les données physiologiques exposées plus haut
et leur importance diagnostique sont confirmées par les observations de Erb, Eulenburg, Ziemssen, Hagen et Hedinger.

Nous sommes beaucoup moins avancé encore quant à ce
qui touche l'olfaction ; aussi, dans ce chapitre, nous nous
bornerons à apprécier le rôle de l'application des courants
continus dans les troubles de la vision.

Atrophie papillaire.

Les faits les plus nombreux qui aient été produits concernent l'atrophie papillaire. Tous les recueils d'électrothérapie
préconisent en général ce mode de traitement dans les cas
d'atrophie du nerf optique, quelle que soit du reste la cause
de l'atrophie (ataxie, névrite optique, etc.).

Entre autres faits encourageants, nous avons à enregistrer
les cas de succès publiés par Onimus (1) en 1870, dont cinq
d'origine tabétique, ceux qui appartiennent à Driver (2), à
Landsberg, au professeur Le Fort et qui ont été consignés dans
la thèse de M. Boucheron (3) ; enfin les observations du professeur Dor (*Arch.* du D\u02b3 Graefe, Berlin, 1870).

Voici, du reste, une des observations de Dor, telle qu'elle a
été traduite dans le travail de Boucheron, p. 127. Nous la
faisons suivre de la planche qui l'accompagne dans le texte
allemand, où l'on peut juger nettement de l'amélioration obtenue (fig. 6).

sances *médicales*, 1877, un cas de vertige de Ménière guéri par la galvanisation du cerveau (application des électrodes sur les deux tempes).

Itard. *L'électrothérapie ppliquée aux bourdonnements d'oreilles et à la
surdité nerveuse, thèse*, Paris, 1875, n° 310.

(1) *Recueil d'ophthalmologie* du docteur Galezowski, 1873.

(2) Driver, *Arch. of Ophthal. and of Otology*, vol. III, n° 5, pp. 226 à
237, New-York, 1873.

(3) Boucheron, *Essai d'électrothérapie oculaire. Etude physiologique
et emploi de l'électricité dans la thérapeutique des affections des nerfs*, etc.
Paris, 1876.

Atrophie blanche des nerfs optiques ; anesthésie cutanée. Traitement : iodure de potassium ; amélioration légère ; courants continus ; amélioration légère après vingt-cinq séances ; état stationnaire pendant un certain temps, puis amélioration progressivement croissante pendant un an ; augmentation définitive très-remarquable (prof. Dor).

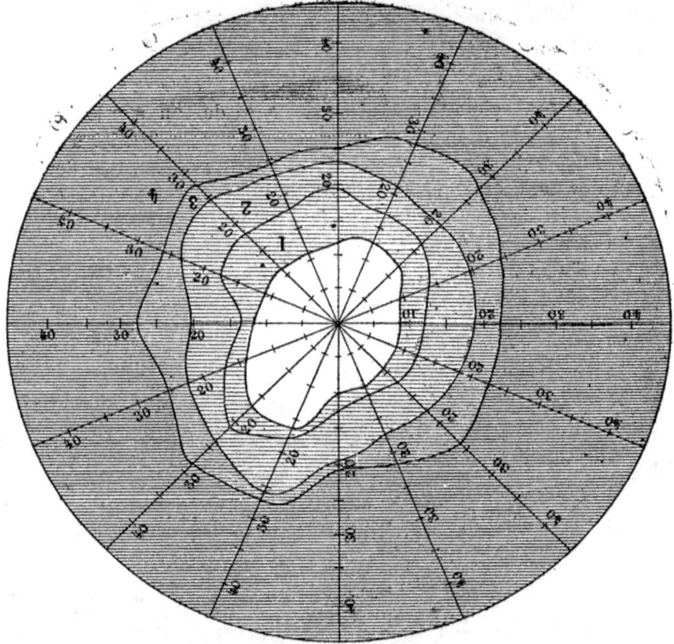

Fig. 6.

Le nommé B., trente-neuf ans, d'une forte constitution, la boureur, remarqua seulement en 1868, lorsqu'il fut obligé de faire le service militaire comme artilleur, que sa puissance visuelle avait fortement diminué. Cependant le médecin militaire le considéra comme un homme qui simulait une maladie des yeux. Je le vis pour la première fois le 7 mai 1869. Alors déjà l'atrophie blanche était très-développée ; aussi la marche n'était-elle pas sûre, et il me montrait dans beaucoup d'endroits des *anesthésies* cutanées. Le pouvoir visuel était tellement diminué que le malade ne reconnut plus que des doigts, *à trois pieds* de distance, le n° CC de Snellen, à 3/4 de pied.

Le premier traitement fut de l'iodure de potassium à l'intérieur ; il put ainsi reconnaître avec peine et après trois semaines, les doigts à 7 pieds, et le n° C, à 1 pied. En août, même état. Strychnine sans résultat, et le 6 août, j'employai le courant constant. Après vingt-cinq séances, le malade vit le n° C à 5 pieds, et des lettres isolées de XXX, à 1 pied. Cet état se maintint sans autre traitement jusqu'au 2 décembre. A partir de ce moment, la puissance visuelle augmenta, et se comporta ainsi :

Avril	1870,	9/CC, de loin : et de près, mots isolés, du n°	X.
Juillet	»	10/CC,	»	»	»	V.
Septembre	»	13/CC,	»	»	»	III.
Octobre	»	20/CC.				

Au mois de novembre, la malade commença de nouveau l'électricité. Le pouvoir visuel fut, le 7 novembre, 8/C à droite, 3/LXX à gauche.

Le 23 novembre, 8/LXX à droite, 3/XL à gauche. Ces dernières mesures devaient être prises avec *une plus grande approximation*, à cause du mauvais éclairage des mois d'hiver. Le plus près possible, n°ˢ III ; mars 1870, *statu quo*.

Au mois de juillet 1872, 12/CC, n° IV le *plus près possible*, c'est-à-dire en comparant avec l'état primitif une augmentation du pouvoir visuel, d'environ vingt fois plus.

Nous avons en ce moment sous les yeux une note que M. Gayet, professeur de clinique ophthalmologique à la Faculté de médecine de Lyon, a bien voulu nous transmettre. Les observations ont été recueillies par M. Brossard, et les champs visuels mesurés avec soin avant et après le traitement. La note comprend 6 observations, dont 5 sont considérées comme de sérieuses améliorations. Une des plus intéressantes est la suivante, car la malade a été revue depuis sa sortie de l'hôpital, et l'amélioration obtenue ne s'était pas démentie.

Marie M..., quatorze ans. Entrée : 15 avril. Sortie : 24 juillet 1876.

Double atrophie papillaire par névrite ascendante ; perte complète de la vue ; amélioration notable au bout de trois mois de traitement par les courants continus : quatre éléments Trouvé ; rhéophores sur les tempes pendant douze heures.

Antécédents : frère et sœur morts jeunes. Père et mère bien portants. Rougeole à une époque indéterminée. — Il y a une huitaine de mois qu'elle est malade. Avant, elle allait très-bien, elle écrivait couramment. Grands maux de tête le matin, se terminant par des vomissements et survenant à peu près régulièrement tous les trois jours. Depuis, la vue s'est toujours affaiblie. — En décembre 1875, la vue était presque abolie, mais depuis elle a gagné un peu sans cependant pouvoir se conduire. Pas de surdité, pas de troubles du côté de la face.

Actuellement : état général bon. Les vomissements ont disparu, la vue revient sensiblement. Les dents sont en partie gâtées (molaires); pas de bourdonnements d'oreilles.

Pupille dilatée; rien dans le champ visuel.

Ophthalmoscopie : les milieux sont clairs et transparents. A gauche la papille est irrégulière, blanche, entourée dans l'hémisphère inférieure d'un croissant pigmentaire assez marqué et faisant contraste avec la teinte claire du fond de l'œil. Les vaisseaux n'offrent rien de particulier. A droite, la papille serait plus régulière, mais aussi plus blanche, le croissant pigmentaire moins marqué, les vaisseaux plus petits.

Acuité : OG ne voit rien.

OD distingue le jour de la nuit, surtout au côté externe à droite ; c'est par là que la vue semble revenir.

Traitement : le 13 avril, galvanisation au moyen de piles à quatre éléments. Durée, 18 heures. Au début et pendant quelques instants, elle aperçut du côté gauche quelques phosphènes jaunâtres. Du côté droit : larmoiements, douleurs de tête, picotements.

Le 23 mai : l'électrisation provoque chez le malade des sensations lumineuses assez intenses et persistantes. Pendant quelques jours, il y a eu en même temps des maux de tête. L'électrisation a été suspendue. -

Le 8 juin : on constate une amélioration appréciable, au grand jour la malade reconnaît quelqu'un, elle aperçoit la main qu'on met devant son visage. L'électrisation provoque toujours des sensations lumineuses et quelques douleurs céphalalgiques, phénomènes qui disparaissent presque toujours quand l'électrisation a cessé.

Le 20 juin : toujours les mêmes pesanteurs de tête. A deux reprises elle a éprouvé du larmoiement avec un peu de cuisson qui a bientôt cessé.

Le 17 juillet : l'examen ophthalmoscopique ne révèle pas de modifications bien marquées. OD. L'acuité ne peut être prise, on peut cependant la mesurer en disant qu'elle peut distinguer le point où sont les lettres sur le numéro VII 1/2 à une distance de 10 à 15 centimètres sans pouvoir les lire.

Le 24 juillet : OD voit la lettre du VII 1/2 à 57 centimètres sans les lire.

OG qui ne voyait absolument rien, peut distinguer le jour et la nuit.

Mais à côté de ces faits, combien en existe-t-il où les résultats ont été complétement négatifs, et où le traitement a été continué des mois sans aucune amélioration? Disons tout d'abord que dans l'atrophie papillaire d'origine tabétique, le traitement ne donne absolument rien : c'est l'opinion, du reste, de **M.** Galezowski qui l'a expérimenté dans un grand nombre de circonstances, c'est aussi celle de **M.** Panas, qui, en pareil cas, n'en a jamais retiré de profit (communication orale). Aussi ce n'est guère, suivant **M.** Galezowski, que dans les cas d'affection pour ainsi dire locale (traumatisme, méningite, etc.), ou dans les faits d'amaurose, par intoxication alcoolique ou nicotique, qu'on peut espérer recueillir quelque bénéfice de l'emploi des courants constants, et encore dans sa vaste pratique n'a-t-il pu rencontrer que deux faits démonstratifs. Voici du reste les deux faits qu'il a été assez obligeant pour nous communiquer. Les figures qui y sont jointes indiquent, sans qu'il soit besoin de commentaires, le sens et le degré de l'amélioration.

Voici les deux observations de **M.** Galezowski.

OBSERVATION I.

M. C... âgé de cinquante-quatre ans, vint consulter le docteur Galezowski, le 3 mars 1876, pour un affaiblissement progressif de la vue, auquel il cherchait à remédier en se servant, depuis deux ans, de lunettes de plus en plus fortes.

A l'examen, les pupilles sont sensiblement rétrécies, surtout la droite : le malade confond toutes les couleurs, le vert paraît gris, le rouge, noir ou brun ; le bleu lui semble violet, et le jaune blanc ou gris rougeâtre. L'acuité visuelle est très-notablement diminuée :

$$\text{Œil gauche S} - \frac{5}{30}. \text{ Œil droit} - \frac{6}{30}.$$

Les yeux sont hypermétropes ; à l'aide des lunettes n° 12 convexes, il lit de l'œil droit le n° 8, et de l'œil gauche le n° 5, et quoique difficilement. Le champ visuel est très-sensiblement rétréci dans les deux yeux, comme on peut s'en assurer par les figures 7 et 8 ci-contre.

A l'examen ophthalmoscopique, on constate une atrophie des papilles ; les vaisseaux capillaires ont disparu en grande partie ; les veines sont volumineuses et tortueuses.

Le malade n'a jamais eu d'accidents syphilitiques : il est d'une constitution vigoureuse et ne présente point de phénomènes ataxiques, malgré les excès sexuels dont il a abusé durant toute sa vie. Il fume beaucoup, jusqu'à 50 centimes de tabac et plusieurs cigares par jour ; il a souvent des nausées et des vomissements.

Le docteur Galezowski diagnostique une atrophie des papilles, consécutive à une intoxication nicotique. Il prescrit, d'une part, l'abstinence absolue de tabac, et l'électricité par les courants continus que le malade applique lui-même trois fois par jour pendant une heure.

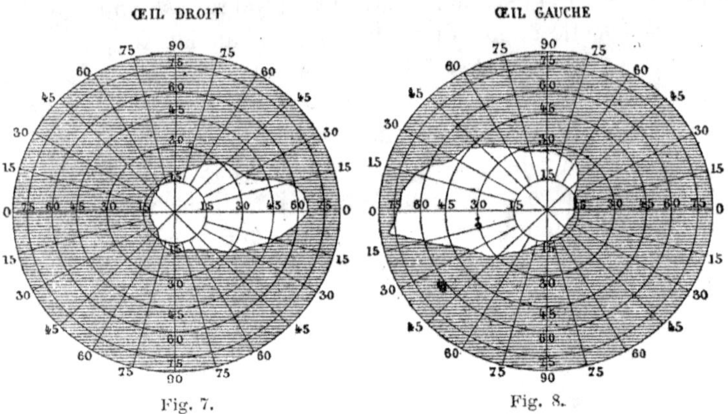

Fig. 7.   Fig. 8.

Ce traitement amène, au bout d'un mois, un soulagement notable. Le malade quitte Paris et continue le même traitement dans son pays.

Le 15 septembre 1876, le malade se présente de nouveau chez le docteur Galezowski. L'état des yeux s'est notablement amélioré : de l'œil droit il lit le n° 4, et de l'œil gauche le n° 3 de l'échelle typographique. Le champ visuel est très-sensiblement augmenté, comme on peut le voir par les figures 9 et 10.

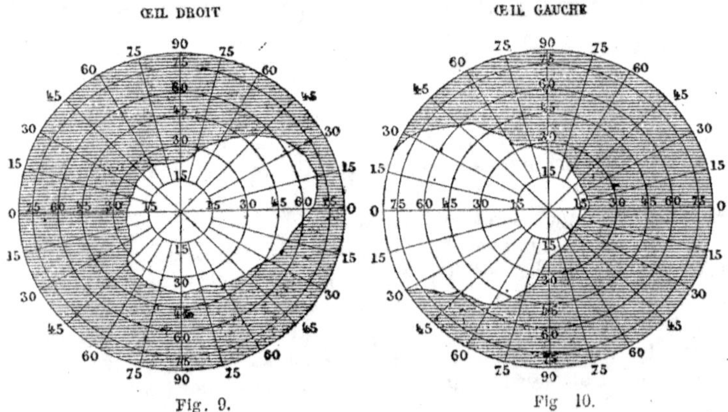

Fig. 9.   Fig 10.

Les couleurs sont reconnues, excepté le rouge et le vert. La santé générale est meilleure. Le même traitement est recommandé au malade.

OBSERVATION II.

Mlle F...., âgée de dix-neuf ans, est amenée chez le docteur Galezowski, le 11 février 1870, avec affaiblissement considérable de la vue des deux côtés. La malade a eu, à l'âge de quinze ans, des acci-

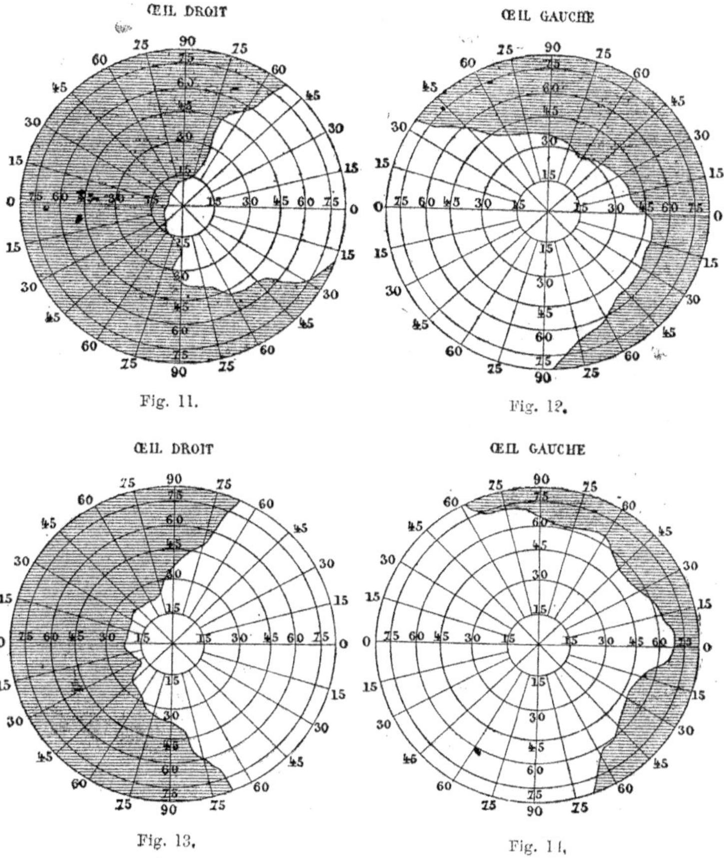

Fig. 11.

Fig. 12.

Fig. 13.

Fig. 14.

dents convulsifs de nature méningitique, avec maux de tête et vomissements. Depuis cette époque, la vue a sensiblement baissé et à tel point que la malade ne peut se conduire elle-même.

A l'examen, on constate une atrophie des papilles avec des traces d'une légère infiltration péripapillaire, qui paraît déjà ancienne : de l'œil droit, la malade distingue le n° 12 de Snellen, et du gauche le n° 8. Le champ visuel est rétréci dans les deux yeux, surtout à la partie interne de l'œil droit, comme le montrent les figures 11 et 12.

M. Galezowski, ayant attribué cette atrophie des papilles à une névrite méningitique, prescrivit l'application de vésicatoires volants aux tempes et l'électricité par les courants continus : à l'intérieur, iodure de sodium, à la dose de 0,50 à 1 gr. par jour.

Le 19 juin 1872, la malade vint consulter de nouveau le docteur Galezowski, qui put constater une grande amélioration.

Les maux de tête ont disparu. La vue s'est sensiblement augmentée. De l'œil droit, la malade peut lire le n° 3 de l'échelle, avec un verre convexe n° 3 1/2, et de l'œil gauche le n° 2, avec un verre n° 5. Le champ visuel est élargi, comme on peut le voir par les figures 13 et 14.

C'est dans cette même catégorie qu'il faut assurément ranger l'observation de M. Gayet que nous avons rapportée plus haut et la plupart des observations de Driver, Giraud-Teulon, etc., où il s'agit d'atrophie blanche; et où l'on ne voit figurer aucun exemple d'atrophie tabétique.

Comme M. Galezowski, M. Panas établit une distinction formelle entre l'atrophie tabétique (atrophie grise) et l'atrophie suite de neuro-rétinite (atrophie blanche). Celle-ci, dans certains cas, serait susceptible d'être influencée par les courants; encore ces cas sont-ils peu nombreux ; c'est ce que démontrent les six observations d'atrophie blanche, qui nous ont été remises par un de ses élèves, M. Leclère, et à la fin desquelles nous lisons invariablement ces deux mots : *aucune amélioration*.

On est donc, croyons-nous, autorisé à dire que le traitement de l'atrophie papillaire par les courants de pile n'a pas donné tout ce qu'il avait semblé promettre.

Plus favorables à la méthode sont peut-être les résultats consignés dans les observations relatives aux troubles des milieux transparents de l'œil. M. le professeur Trélat nous racontait tout récemment le fait d'une jeune Américaine, peintre, affectée d'opacité du corps vitré tenant vraisemblablement à une irido-choroïdite. Cette jeune femme, dont la vue avait été sérieusement compromise, put retourner chez elle dans un état satisfaisant, grâce à l'application prolongée d'un courant de pile de faible intensité.

Ici les faits sont un peu plus concluants ; les observations si consciencieusement recueillies par M. Giraud-Teulon, ainsi que d'autres faits appartenant à Hiard, Boucheron (1), Onimus plaident en faveur de la méthode. Dans presque tous les cas, on a noté, sinon la guérison, au moins une amélioration très-marquée ; et souvent au bout de quelques séances (2).

Inutile d'ajouter que, dans pareille circonstance, c'est surtout sur les fonctions de la nutrition qu'on cherche à agir, et que c'est à des courants faibles dont l'application puisse être longtemps maintenue qu'on devra avoir recours. On fera passer le courant un peu en arrière des tempes ou au niveau des apophyses mastoïdes, cherchant ainsi à éviter le territoire du trijumeau, dont l'excitation déterminerait, suivant Hippel et Grünhagen, l'augmentation de la tension oculaire, ce qui, dans l'espèce, ne serait pas sans danger. (Voir thèse de Boucheron, pages 16 et 17.)

On n'est pas non plus sans avoir obtenu quelques succès dans ces troubles bizarres des fonctions de l'accommodation encore mal connues dans leur essence et auxquels on a donné le nom d'*asthénopie accommodative*. Ici les résultats sont en général favorables, ainsi que les observations de M. Giraud-Teulon, de Landsberg, Driver, etc., semblent le confirmer (voir thèse Boucheron). L'observation suivante du professeur Dor est un fait de plus à apporter à l'appui.

Parésie de l'accommodation. Insuffisance des muscles droits internes plusieurs fois améliorée par les courants continus. (Obs. due à une obligeante *communication* du prof. Dor.)

Mme X...., affectée d'une parésie de l'accommodation, avec divergence dynamique de 2° à 20', insuffisance des droits internes ; point le plus rapproché de la vision distincte à 12 1/2.

(1) Boucheron, *Essai d'électrothérapie oculaire, étude physiologique et emploi de l'électricité dans la thérapeutique*, 1876.

(2) Consultez aussi Camus, thèse de Paris, 1874, *Troubles du corps vitré et leur traitement par les courants continus.*

Au bout de quelques mois, tous les médicaments internes ayant échoué, j'ai recours au courant continu.

Le 11 janvier, Mme X... surmontait par divergence un prime de 3° par converg. 10°. Le punctum proximum étant à 1 mètre, toute lecture est impossible.

> 11 janvier, après 5 min. d'électricit. Div. 3. conv. 14°
> Punct. proxim. pendant 1' heure à 4''
> Une séance d'électricité par jour
> 19 janvier. p. p. 22'' Dir. 5° c. 16°
> 24   —   p. p. 16''   — 5° c. 26°
> 31   —   p. p. 4''   — 4° c. 22°

L'amélioration se soutient pendant 1 mois, après lequel la lecture redevient impossible. Je fais examiner la malade par deux médecins qui diagnostiquent, l'un une affection oculaire purement locale, l'autre une affection de nature hystérique.

Après avoir suspendu le traitement électrique pendant 6 semaines, on note :

> p. p. 60^c, Div. facult 6° conv. 1° à 22° facult.
> 28 mars p. p. 10^c, D. —   6° c.   2° à 33°   »

Mme X.. s'électrise elle-même avec un appareil à courant constant pendant 3 semaines, se reposant ensuite quelques semaines. Nouvelle amélioration. La lecture devient possible pendant quelque temps et cesse bientôt de l'être. Le 20 août, nouvelle application de courants pendant une dizaine de jours :

> Div. facult. 6° ; dyn. 1°; conv. fac. 13° *p.p.* 60^c.

Le 22, la malade lit un mot, le 25, une page, le 26, 32 pages de suite; elle continue à lire pendant 36 heures.

En janvier 1876, changement complet : à côté des symptômes parétiques, symptômes spasmodiques, blépharospasme, trismus, au lieu de l'emmétropie, myopie apparente de 1/16, spasme du muscle ciliaire.

Nouvel usage des courants constants, nouvel état satisfaisant. La malade se rend à Paris, essaye de l'électricité statique, s'en trouve bien, revient pourtant réclamer l'application de courant constant. Nouvelle amélioration; lecture possible, si elle est peu prolongée.

Alors que la vision redevenait meilleure, apparition de contractures dans les membres inférieurs, ce qui semble bien confirmer l'opinion formulée sur la nature de la maladie.

Actions des courants continus très-faibles sur l'hémianesthésie des hystériques. — Phénomènes dits de métalloscopie.

Nous ne saurions quitter l'étude de l'action des courants

continus sur les phénomènes de sensibilité, sans signaler toute une série de faits récents dont la réalité ne saurait aujourd'hui être mise en doute, bien que leur explication soit encore entourée d'une certaine obscurité.

Nous voulons parler des résultats obtenus par l'application des plaques métalliques sur différents points du corps dans quelques affections du système nerveux.

Il n'y a rien là d'absolument nouveau. Déjà, au siècle dernier, Andry et Thouret avaient vu quelques effets obtenus par l'application de plaques aimantées sur des points douloureux ou sur des sujets atteints de névralgie. Peut-être même, si on cherchait bien au milieu des folies du mesmérisme, trouverait-on quelques faits assez bien étudiés.

Un peu plus tard, Perkins, avec les pointes métalliques, obtenait quelques résultats dans lesquels il faudrait démêler l'influence de l'imagination, de celle peut-être réelle de l'électricité.

Mais ce n'est guère que dans ce siècle que Wischmann appliqua méthodiquement des métaux sur le corps, dans un but thérapeutique.

Nous ne dirons rien des effets peu marqués qu'il en obtenait. Nous voulons arriver de suite à celui qui a complétement étudié les phénomènes, et qui, s'il n'en a pas eu l'explication, a tout au moins le mérite d'avoir bien observé et d'avoir montré une constance rare en face des dénégations *a priori*.

Dès 1852, M. Burq avait fait l'expérience suivante : une femme étant atteinte d'hémianesthésie hystérique, une plaque de métal était appliquée sur un point quelconque de sa peau : au bout de quelques minutes, vingt à trente au plus, la température augmentait dans le membre frappé d'anesthésie, la circulation s'y rétablissait, et la sensibilité revenait pleine et entière.

Certains métaux agissaient sur certains malades, d'autres demeuraient inactifs.

Voilà le fait. Maintenant, nous ne saurions suivre M. Burq dans les conclusions qu'il en a tirées et dans les conséquences qu'il lui attribuait : une semblable étude sort de notre sujet.

En 1876, sur la demande de M. Burq, la Société de biologie nommait une commission pour contrôler ses expériences. Cette commission composée de M. Charcot, Luys et Dumont-Pallier constata la réalité du fait affirmé par Burq, et, désirant en chercher l'explication, elle s'adjoignit MM. Landolt, Gellé et Regnard (1).

Il ne nous reste maintenant qu'à donner les résultats obtenus par ces médecins.

Le premier fait constaté fut celui-ci : une anesthésie hystérique étant donnée, il s'est toujours trouvé un métal qui, appliqué pendant quelques minutes sur la peau, l'a fait disparaître.

La nature du métal n'était d'ailleurs pas indifférente, et tel métal qui ramenait la sensibilité chez une malade, demeurait absolument inactif chez une autre.

De quelle nature pouvait être le phénomène et à quoi pouvaient tenir ces différences?

Sur le premier point, une idée s'imposait tout d'abord. Un métal était mis sur la peau humide et même légèrement acide puisqu'elle était recouverte de sueur : il devait y avoir action chimique sur ce métal et développement d'un courant électrique.

L'action chimique fut démontrée par le dépôt d'hydrate de cuivre sur la peau des malades à qui on avait appliqué ce métal. Ce dépôt est facilement mis en évidence par l'ammoniaque qui le dissout et se colore en bleu intense.

Quant à l'action électrique, elle était plus difficile à prouver, dans ce sens, qu'entre une plaque métallique et la peau il ne peut y avoir *courant* proprement dit, mais simplement différence de tension, comme, par exemple, entre les deux disques d'une pile de Volta avant la réunion des électrodes terminales.

Il fallut donc, pour démontrer l'action électrique, recourir à un expédient. Deux plaques d'or, par exemple, étant placées

_____

(1) Voir le Rapport de cette Commission dans la *Gazette médicale*, 1877.

sur la peau, elles ne s'attaquent pas également. Mettons-les en rapport, l'une avec la borne d'un galvanomètre très-sensible (trente mille tours de spire), l'autre avec l'autre borne. L'aiguille dévie aussitôt, marquant une intensité de courant qui donne la différence entre les deux actions chimiques.

Donc il y a action chimique et production d'électricité.

Mais on voit combien ce courant est faible : il est réellement comparable, comme intensité, au courant nerveux lui-même. Un courant d'égale valeur et émané de la pile pourrait-il produire les effets des métaux et ramener la sensibilité?

La commission de la Salpêtrière mesura au galvanomètre les courants donnés par l'application sur la peau des plaques de différents métaux, puis elle soumit le malade à des courants venus d'une pile. Tous les phénomènes de la métallothérapie se reproduisirent dans ces conditions. L'identité fut complète.

Quant à la différence d'action des métaux, elle peut s'expliquer par la différence de force électro-motrice développée par chacun d'eux. Il semblerait, en effet, que des courants d'intensité variable n'ont pas la même action sur une malade donnée, et que telle qui recouvre sa sensibilité dans un courant de 15° du galvanomètre ne la regagne pas sous un courant de 30°. C'est là un fait qui a été maintes fois observé, mais il n'explique en somme pas grand'chose. Il ne dit pas, en effet, le pourquoi de cette spécialisation de certaines intensités électriques et de certains métaux. Ce point demeure donc encore un peu dans l'obscurité.

Malgré cela, il reste démontré que la *métalloscopie* est un phénomène d'ordre électrique et que tous les résultats dus aux plaques de métaux peuvent être reproduits avec des courants très-faibles. Nous ferons même remarquer de suite que des courants si minimes n'avaient point jusqu'à présent été utilisés en thérapeutique, et que, certainement, les courants les plus intenses employés jusqu'alors étaient au moins mille fois plus forts que ceux dont nous nous occupons.

Quels sont les effets produits par ces courants? Nous l'avons dit : sous leur influence la sensibilité reparaît dans le membre anesthésié. Avec elle, on voit revenir la vascularisation; les piqûres faites auparavant et qui n'avaient point laissé écouler de sang se mettent à saigner, en même temps que la peau se rubéfie.

La température monte sensiblement, et le membre anesthésié, qui avait quelquefois un degré de moins que celui du côté opposé, devient plus chaud que lui de plusieurs degrés.

Mais voici un fait inattendu. Laissons agir longtemps la plaque métallique ou le courant électrique; la sensibilité disparaît de nouveau. Cessons alors l'action électrique, la sensibilité revient de nouveau, puis tout à coup disparaît encore pour ne plus revenir que sous l'influence d'une nouvelle action électrique. Burq avait déjà observé ces faits, il leur avait donné le nom de phénomènes de retour. — Ils sont aujourd'hui bien constatés; quant à leur explication, elle n'est que supposée, et nous ne croyons pas devoir en faire mention ici.

Au cours de leurs expériences, les médecins de la Salpêtrière ont constaté un fait bien singulier, mais moins extraordinaire en réalité qu'il ne paraît au premier abord, puisque nombre de phénomènes analogues ont été constatés dans la physiologie des vaso-moteurs. Nous voulons parler du *phénomène du transfert*. Soit une malade qui a sa sensibilité du côté gauche du corps et qui est anesthésique à droite. Faisons revenir la sensibilité à droite par le courant électrique : la malade est devenue anesthésique à gauche. Cessons le courant : à mesure que l'anesthésie droite reviendra, la sensibilité reparaîtra également à gauche. Il y a là quelque chose d'analogue à ce qu'on voit pour les vaso-moteurs dans les expériences connues de Rouget et de Brown-Sequard, et il semble qu'ici encore l'action réflexe est le mécanisme par lequel s'opère ce singulier transfert.

Quoi qu'il en soit, on l'observe dans toutes les hémianesthésies hystériques : et il s'effectue aussi bien pour les sensibilités spéciales que pour la sensibilité générale. Ainsi, sous l'influence du courant, l'achromatopsie cessant dans un des yeux, elle apparaît immédiatement dans l'œil opposé qui, quelques minutes avant, était indemne. Il en est de même pour l'ouïe, l'odorat et le goût. Le courant étant cessé, les choses reprennent rapidement leur état primitif.

C'est là un fait physiologique de la plus haute importance, et les études sur les courants faibles n'eussent-elles donné que ce résultat, il n'y aurait pas à regretter qu'elles aient été entreprises.

Puisque le courant amène à la fois la sensibilité d'un côté et l'anesthésie du côté opposé, il était rationnel de se demander si l'électricité n'amènerait pas directement l'anesthésie. On sait que quelques hystériques ne sont pas anesthésiques. Leur sensibilité cutanée est d'ailleurs assez fragile, et bien des causes la font disparaître. Le courant électrique est de celles-là et il a été possible de faire complétement disparaître la sensibilité de femmes hystériques qui, quelques instants avant, n'étaient pas anesthésiques. M. Charcot considère même ce fait comme un réactif des traitements contre l'hystérie. Tant qu'une hystérique peut être anesthésiée par l'électricité, on peut dire qu'elle n'est pas guérie et qu'elle est encore sous le coup de la névrose, qui, d'une minute à l'autre, pourra reparaître.

Les hystériques sont-elles les seules malades qui soient modifiées par la *métalloscopie?* Non : les anesthésies organiques, celles qui tiennent à une lésion cérébrale (hémorrhagie, ramollissement, alcoolisme) relèvent plus encore du courant électrique. Deux malades de la Salpêtrière, les nommées Roncille et Petit, atteintes d'anesthésie post-hémiplégique, ont été traitées par les plaques métalliques. Après une seule séance, la sensibilité était revenue dans tout le corps, et on peut dire à tout jamais, car il y a un an de cela et le résultat dure toujours. Des alcooliques électrisés par M. Magnan ont été améliorés de la même manière ; et enfin, dans une observation inédite de MM. Debove et Regnard, un alcoolique de l'Hôtel-Dieu, qui était complétement anesthésique à gauche, a recouvré sa sensibilité en une seule séance d'une heure d'électrisation. Le malade a été revu treize mois après ; le résultat persistait encore.

A côté de ces phénomènes, dus aux courants continus, nous

signalerons quelques faits très-singuliers, obtenus par un mode d'application de l'électricité qui n'avait pas encore été utilisé. Si, au lieu de faire passer le courant à travers le membre anesthésique, nous le faisons passer autour de ce membre, si nous mettons le bras de la malade dans l'intérieur d'un solénoïde, par exemple, nous reproduisons par influence, par induction tous les phénomènes dus aux courants continus (Regnard). Mais alors un aimant produira les mêmes résultats, s'il est mis, à distance, en présence du bras anesthésique. Et, en effet, MM. Charcot, Regnard et Vigouroux ont placé leurs malades contre les branches du puissant électro-aimant de Faraday, animé par quinze grands couples de Bunsen et la sensibilité est revenue presque subitement.

Ainsi l'électricité, sous forme de tension, de courants d'induction, a un résultat toujours le même : elle ramène la sensibilité, la vascularisation, la température et la force musculaire dans le membre préalablement anesthésié.

Il nous semble que nous en avons dit assez pour qu'on demeure persuadé que c'est à elle que sont dus ceux des phénomènes de la métallothérapie aujourd'hui reconnus vrais (1).

Des courants continus appliqués à quelques maladies spéciales du cerveau et de la moelle.

En étudiant, dans l'exposé rapide qui précède, le rôle du courant constant dans ses rapports avec les troubles de la motilité et de la sensibilité, nous avons vu passer sous nos yeux un certain nombre d'affections du système cérébro-spinal. Bien que nous nous soyons imposé l'obligation de n'apprécier ici la valeur du courant de pile que dans les grandes *manifestations morbides et non dans les maladies elles-mêmes*, nous tenons à attirer l'attention sur quelques applications plus spéciales du galvanisme, dans la pathloogie des centres nerveux : soit que ces applications méritent une

(1) Les effets produits sont parfois plus accusés encore. Nous avons vu (service de M. Hérard, 1877) une malade chez laquelle les applications de plaques métalliques avaient déterminé des eschares.

discussion plus approfondie par leur diffusion elle-même, ou qu'elles commandent notre intérêt par leur nouveauté.

Dans la première catégorie de ces faits, rentre assurément 'ataxie locomotrice.

Tabes dorsal. — Il semblait au premier abord que le tabes dorsal, qui compte parmi ses symptômes les plus communs les manifestations morbides sur lesquelles nous avons vu le courant de pile avoir habituellement le plus de prise (douleurs, anesthésies, tremblements, parésies musculaires, troubles de la vue, etc.) dût se représenter en quelque sorte la maladie justiciable par excellence de l'action des courants constants.

Remak fut un des premiers à préconiser cette méthode thérapeutique, et dès 1858 il publia plusieurs mémoires et fit plusieurs communications destinées à en vulgariser l'emploi (1).

Il eut de nombreux imitateurs. Il était impossible, en effet, qu'un accueil favorable ne fût pas fait à une méthode nouvelle s'adressant à la cure d'une maladie dont l'incurabilité était nettement reconnue. Malheureusement, et nous ne craignons pas de l'affirmer, bien qu'il semble démontré cependant que certains des symptômes du mal (douleurs fulgurantes, paralysies vésicales, incoordination même du mouvement) ont été quelquefois temporairement modifiés, le traitement de l'ataxie par les courants continus n'exerce aucune influence favorable sur le cours de la maladie ; bien plus, nous possédons des faits indéniables dans lesquels on a eu à déplorer leur intervention.

Et, du reste, les résultats statistiques fournis par ceux-là même qui ont le plus vanté la méthode sont-ils si brillants, qu'il soit besoin d'apporter beaucoup d'observations originales pour appuyer notre façon de penser? Que sont les quelques succès de Remak, de Benedikt et de Richter (2), comparés au nombre certainement important d'observations qu'il

---

(1) Remak ; voir : *Deutsche Klinik*, 1857. *Extrait du procès-verbal de la Société d'Hufeland*, 24 mars 1858. — *Deutsche Klinik*, 1858.

(2) Richter, *Zeitschrift f. prat. Med.*, 1874, n° 48.

leur a été donné de recueillir? Que sont les deux exemples de guérison rapportés par Mendel (1), après six mois à un an et demi de traitement opiniâtre, à côté des trente-trois autres faits, parmi lesquels onze malades n'ont pas retiré le bénéfice de la plus petite amélioration? Beard et Rockwell, tout en présentant la statistique suivante (8 cas) : 2 guérisons presque complètes, 3 améliorations prononcées, 2 légèrement améliorées, 1 sans amélioration, finissent par confesser que les résultats, « sans être tout à fait défavorables, ne sont pas très-brillants ».

Les résultats négatifs abondent, et les hommes qui ont eu le plus souvent l'occasion d'appliquer ce mode de traitement et que nous avons interrogés sur ce point, nous ont invariablement répondu que leur espérance avait toujours été déçue. (Charcot, R. Tripier, de Lyon, etc.). M. Onimus (2), tout en reconnaissant quelques avantages à la méthode (la cessation des douleurs et la diminution des troubles de la locomotion), n'en a pas non plus retiré grande utilité.

Mon père, le professeur Teissier, a renoncé à son emploi depuis plusieurs années ; les accidents qu'il a eus à enregistrer dans deux occasions successives, lors de ses premiers essais, constituaient des motifs suffisants pour commander l'abstention.

Les faits sont instructifs et méritent d'être rapportés avec quelques détails.

Obs. XV. — *Ataxie locomotrice.*— *Traitement par les courants continus.* — *Action stimulante grave produite par les courants ascendants et descendants dans le sens de la sortie.* (Professeur Teissier.)

M. de G..., propriétaire du département de la Drôme, âgé de quarante-cinq ans environ, d'une forte constitution, d'un tempérament nerveux prononcé, atteint depuis dix ans d'une ataxie locomotrice des mieux caractérisées (troubles de coordination, douleurs lancinantes et fulgurantes dans les membres inférieurs, constrictions en forme de ceinture, anesthésies sur les pieds et les jambes, etc.), après avoir été

(1) Mendel, *Zeitsch f. pr. Med.*, 1874, n° 39, p. 448.
(2) Onimus, *Gazette des hôpitaux*, 1868, et *Traité d'Electricité*, 1872.

soumis successivement aux traitements les plus variés (iodure et bromure de potassium, azotate d'argent, phosphure de zinc, hydrothérapie, eaux de Lamalou et de Néris) sans succès réels, bien qu'il ait éprouvé quelquefois des améliorations momentanées, fut soumis à l'électrisation galvanique en décembre 1872 et janvier 1873.

Le traitement fut appliqué avec le plus grand soin par le docteur Bergeon, aujourd'hui professeur agrégé de la Faculté de médecine de Lyon, pendant deux mois, deux à trois fois par semaine, 10 à 15 minutes chaque fois, à l'aide d'une petite pile de 20 éléments, dont 10 à 12 seulement furent appliqués. Voici ce qui fut bien nettement constaté : toutes les fois que l'on a appliqué les courants descendants, c'est-à-dire le pôle positif ou d'entrée, en haut de la colonne vertébrale, et le pôle négatif ou de sortie au niveau du sacrum ou du coccyx, ou a déterminé une congestion très-pénible des vaisseaux hémorrhoïdaux, caractérisée par une saillie plus considérable des paquets hémorrhoïdaires (1), un sentiment de pesanteur dans la région anale, l'impossibilité d'aller à la selle sans l'introduction des doigts pour faciliter la sortie des matières, et en même temps douleur vésicales et dysurie, augmentation des douleurs fulgurantes et pesanteur des membres inférieurs.

Toutes les fois, au contraire, que l'on pratiquait le courant inverse ou ascendant, il y avait de l'amélioration dans la marche, disparition des phénomènes congestifs du rectum et de la vessie ; mais chaleur, rougeur, pesanteur de la tête, excitation cérébrale, loquacité, gaieté désordonnée, état que la femme de M. de G..., comparait aux effets d'une ingestion trop considérable de vin de Champagne.

Il y a eu à plusieurs reprises de véritables accès maniaques.

2° M. M..., ingénieur des ponts et chaussées, âgé de cinquante ans, atteint également d'ataxie locomotrice, c'est-à-dire de sclérose spinale postérieure avec ses phénomènes ordinaires, et de plus avec chute de la paupière supérieure et toux convulsive, fut soumis par MM. Teissier et Bergeon à l'électrisation par les courants continus. Le traitement, dirigé de la même manière et dans les mêmes conditions, produisit des effets entièrement identiques, à savoir : une grande stimulation de la tête à la suite de l'application des courants ascendants, et au contraire une aggravation des douleurs des cuisses et des jambes par les courants descendants. Le résultat fut le même que dans le cas précédent.

Mon père me communique, en outre, le fait d'un jeune

(1) Ce fait n'est point exceptionnel et nous le retrouvons précisément signalé dans une des observations de Benedikt (voir *Traité d'électricité médicale* d'Onimus, p. 448).

médecin qui fut traité par le docteur Joséph Faivre, de Lyon, et chez lequel les courants continus ne furent pas seulement inefficaces, mais produisirent une excitation nerveuse prononcée et une fâcheuse augmentation de ses douleurs lancinantes.

Les enseignements qui ressortent de tout ceci, c'est que l'emploi du galvanisme, dans le traitement de l'ataxie, ne s'appuie pas sur des faits assez probants pour constituer une véritable méthode thérapeutique. Nous nous rapprochons donc en cela du jugement porté déjà par le professeur Jaccoud dans son article du Dictionnaire : « Malgré tout, il faut reconnaître, que la sclérose postérieure est une des lésions les plus rebelles à l'action de l'électricité, qui ne peut guère plus qu'en atténuer momentanément les symptômes. » (Jaccoud, tome XII.)

Heureusement, il nous est permis d'être moins sévère pour ce qui concerne d'autres affections chroniques de la moelle (méningite chronique, méylite transverse, etc.).

Nous avons déjà abordé succinctement ce point de notre sujet en nous occupant des paralysies ; et nous aurons à y revenir à propos des atrophies, surtout de celles qui dépendent d'une altération de l'axe spinal (paralysie infantile, paralysie spinale de l'adulte, atrophie musculaire progressive). Bornons-nous à énoncer ici ce simple fait que, dans la majeure partie de ces différents cas, la galvanisation de la moelle est appelée à rendre des services. Du reste, les observations relatives à cette catégorie de faits ne sont point rares, et le docteur Joffroy nous rappelait, dernièrement encore, l'histoire d'un officier russe, qu'il avait vu avec M. Charcot, malade complétement paraplégique, et qui fut tellement amélioré par ce mode de traitement, que les exercices du cheval lui étaient redevenus possibles après quelques mois de galvanisation, et qu'il put faire toute la campagne dernière de Turquie.

Aliénation mentale. — Le champ des applications du courant de pile à la cure des affections du cerveau a été beaucoup moins exploré. A part les quelques tentatives qui ont été faites (sans grand succès, il est vrai), dans l'espoir de favoriser la résorption de l'épanchement sanguin dans l'hémorrhagie cérébrale, nous n'avons rien de bien important à signaler. (Voir page 42.)

Il semblerait pourtant que, depuis quelque temps, on ait une certaine tendance à rechercher si dans la folie il ne pourrait être utilement employé. Nous trouvons dans le *London medic. Record*, 1874, le relevé de onze cas appartenant à Williars, où, sous l'influence de l'action d'une batterie Storez de quarante couples, l'auteur aurait obtenu une importante amélioration. M. Luys (1) nous a entretenu récemment d'un fait qui lui est personnel : il a vu, chez un maniaque qui depuis cinq mois n'avait pas eu de véritables intervalles de lucidité, les accidents s'amender considérablement. Depuis quinze jours (au moment de la communication de M. Luys), l'amélioration ne s'était pas démentie (quatre couples Trouvé appliqués sur les tempes d'une façon un peu prolongée).

Les faits sont encore trop peu nombreux pour oser conclure dès à présent. Disons toutefois que cette application faite du galvanisme au traitement de la folie n'est point anti-scientifique; nous savons, en effet, que la galvanisation du cerveau y rétrécit le champ de la circulation capillaire, et peut ainsi considérablement modifier la circulation cérébrale, et provoquer le sommeil (Onimus (2), Vigouroux (3), de sorte que de nouveaux essais ne sauraient être répréhensibles.

Baillarger, du reste, a depuis longtemps mentionné des cas

(1) Notre ami le docteur Joffroy a pensé, de son côté, qu'on pourrait retirer quelque bénéfice de la galvanisation du cerveau dans le cas de certains troubles cérébraux caractérisés par de la paresse intellectuelle, de la perte de la mémoire, de la difficulté de la parole, etc., etc. Il nous a cité à l'appui l'observation d'un malade (M. S. Banquier, 57 ans qui se trouvant dans des conditions analogues et dans l'impossibilité absolue de marcher seul et de diriger ses affaires, put au bout de 3 mois (galvan. de cerv. et de la moelle de 10 à 15 éléments, séance de 5 m.) reprendra la direction de sa maison.

(2) Onimus, *Journal de l'anatomie de* Ch. Robin, 1869.

(3) Vigouroux, *Action hypnotique des courants continus* (*Journal des Connais. méd.* 1877).

d'hallucinations chroniques de l'ouïe traités par Hiffelsheim avec succès : « Une des malades a été complétement guérie d'hallucinations qui duraient depuis plus d'un an et qui entretenaient chez elle les conceptions délirantes les plus tristes et la réduisaient à l'état le plus misérable. »

Les faits toutefois qu'a eu l'occasion d'observer M. Cotard ne seraient point tout à fait aussi encourageants.

1º Chez une hystérique hallucinée de l'ouïe et délirante par persécution, M. Cotard n'a obtenu aucune modification, soit des hallucinations, soit de l'état mental. Pas plus de résultat, dans le délire de persécution vulgaire, avec hallucination de l'ouïe.

2º Une malade atteinte de mélancolie avec hallucinations terrifiantes (détonation d'armes à feu) :

« Coups de canon, bruits de fusillade, vision de flammes, etc. et crainte d'être conduite à l'échafaud, étant peu de temps après son entrée dans un état de profonde stupeur, paraît au contraire avoir été heureusement influencée par les courants continus ; après chaque séance (application du courant de quatre ou cinq éléments de la nuque à la région frontale pendant quelques minutes) la malade se mettait à rire et prononçait quelques paroles ; elle s'est réveillée peu à peu et est sortie dans un état satisfaisant ; *la guérison s'est maintenue plusieurs mois après la sortie*, et depuis, ajoute M. Cotard, n'ayant pas eu de nouvelles de la malade, je suis porté à croire que son état continue à être satisfaisant.

Il est bon de noter que la *stupeur mélancolique* dans la grande majorité des cas, *se termine spontanément*, soit par guérison, soit par transformation en une autre forme de trouble mental. Il est donc difficile d'apprécier dans quelle mesure l'électricité a pu contribuer, ou même, si elle a réellement contribué à la guérison de cette maladie. »

3º Dans un autre cas de stupeur aucun résultat.

(Cotard, communication personnelle.)

Donc, jusqu'à plus ample informé, on n'est pas autorisé à formuler des conclusions sur ce point délicat de la pathologie mentale.

Troubles de la circulation.

Nous abordons maintenant un des chapitres les plus importants de l'histoire clinique des courants constants. Là, en effet, la théorie et l'observation se trouvent d'accord ; l'une et l'autre se prêtent un mutuel appui. Les faits cliniques que nous allons exposer reçoivent, pour la plupart, une explication satisfaisante.

Nous avons vu que l'excitation galvanique produit deux ordres de phénomènes dans les actes de la circulation vaso-motrice : 1° la constriction capillaire, quand l'excitation porte sur le tronc du sympathique ; 2° des dilatations vasculaires d'ordre probablement réflexe, lorsque l'excitation porte sur une région richement pourvue de nerfs sensitifs, la peau par exemple.

Nous allons retrouver en clinique deux catégories de faits pratiques répondant à cette double action physiologique.

1° Voici une observation très-intéressante d'exorbitis lié très-probablement à la dilatation des vaisseaux profonds de la cavité orbitaire et que le traitement par les courants continus a fait facilement disparaître. Nul doute qu'en pareil cas la guérison ne puisse être attribuée à l'action des courants galvaniques sur le système vaso-constricteur.

Obs. — *Exophthalmos de l'œil gauche.*

M. de M..., âgé de dix-huit ans, vint me consulter le 25 novembre 1872. Depuis deux ans, après une bronchite et des accès d'oppression auxquels le malade est encore sujet, l'œil gauche présente une saillie anormale : je lui prescris de mettre chaque soir un bandeau compressif.

26 mai 1873. L'œil gauche offre toujours la même saillie ; les mouvements sont peu gênés : il n'existe pas de diplopie, mais l'excursion horizontale de l'œil est limitée en dehors et en dedans de 2 millimètres. Il existe sur cet œil une myopie légère : — 1/16″ (2,25 dioptries) l'acuité $= \frac{10}{XX} = 1/2$. L'œil n'a qu'une myopie de — 13/48″ (/4 dioptrie) avec une acuité excellente $= \frac{10}{X} = 1$. Je lui prescris l'électricité par les courants continus.

26 décembre 1873. M. le docteur Teissier, que j'ai fait appeler en

consultation, constate avec moi la même différence de saillie entre les deux yeux. Nous sommes d'avis de continuer les courants continus.

20 février 1874. Après une série d'électrisations, l'œil est réduit tout à fait au volume du droit. La myopie de cet œil (2,25 dioptrie) et son acuité (1/2) n'ont pas changé. La conformation myopique de l'œil n'était donc pour rien dans la saillie anormale de cet organe.

3 avril 1874. Après une bronchite plus forte que la précédente, l'œil est redevenu saillant : je fais reprendre le traitement par les courants continus.

20 mai 1876. A la suite de vingt-cinq séances d'électricité, l'œil a repris son volume normal.

20 mars 1878. La guérison s'est maintenue malgré de nouvelles bronchites et de nombreux accès d'asthme.

La maladie de l'œil de M. de M... peut être attribuée à ces troubles circulatoires qui se passent au fond de l'orbite, derrière le globe oculaire, troubles signalés ces temps derniers par Donders lors des arrêts de la respiration pendant l'effort.

Dans le cas que nous venons de citer, l'effort était occasionné par les accès d'asthme et l'emphysème ancien. (Obs. due à l'obligeance de mon beau-frère, le docteur Bergeon.)

Encouragé par cette observation, nous avons pensé que cette maladie singulière, cette névrose cardiovasculaire que l'on appelle le goître exophthalmique devait plus que toute autre se prêter au traitement par les courants de pile. Nous avons donc recherché avec soin les faits de maladie de Graves qui avaient pu être soumis à ce genre de médication, mais nous avons été considérablement surpris de ne pas trouver de documents convaincants.

Le récent Mémoire de Rodolph Lewandowski formule le manuel opératoire que l'on doit adopter dans l'espèce (méthode de Chvostek), mais il ne cite aucun fait à l'appui. Beard et Rokwell passent presque la maladie sous silence, et Pierson n'enregistre que des déceptions à ce sujet.

Nous n'en restons pas moins persuadé qu'il ne faut pas y renoncer d'une façon absolue, et que peut-être de nouveaux essais donneront des résultats plus favorables.

Nous ne parlerons pas des recherches qui ont été faites dans ces derniers temps, au sujet de l'influence des courants continus sur la température fébrile. Gluk, cependant, a publié dans ces derniers temps un **Mémoire** sur l'emploi des courants de pile dans la fièvre typhoïde. Ses résultats, évidemment sont des plus favorables (*Annali d'Omodei*, 1875, p. 128). Il en est de même de ceux publiés par Burgraeve sur l'usage du galvanisme dans le choléra (*Ann. d'élect. méd.*, 1873-74), qui aurait pour but d'activer la production des phénomènes de réaction, mais ces faits sont trop hypothétiques pour que nous nous permettions de les discuter longuement.

Une autre application importante des courants de pile à la thérapeutique est le parti qui en a été tiré dans le traitement de l'asphyxie locale des extrémités. Voici en résumé les principales observations qui ont servi de base au **Mémoire** de M. Maurice Raynaud (*Archives de méd.*, 1874).

Obs. I. — Apparition simultanée, développement en quelque sorte parallèle, d'une asphyxie locale des extrémités, bien caractérisée, troubles de la vue manifestement liés à des modifications dans la circulation du fond de l'œil, intermittence de ces deux ordres de phénomènes qui alternent l'un avec l'autre.

A partir du 18 mai, traitemment par les courants continus descendants, pôle positif sur l'apophyse épineuse de la septième cervicale, négatif sur la région lombaire.

Le nombre des éléments employés est augmenté progressivement jusqu'à 64 éléments.

Le traitement est interrompu du 7 au 12 juin, puis continué jusqu'au 22. Sous son influence, les extrémités reviennent à l'état physiologique : sensibilité et mouvement rétablis, vision distincte. L'examen ophthalmoscopique par Galezsowski ne révèle rien d'anormal.

Obs. II. Les doigts des deux mains sont livides et violacées aux extrémités des phalanges ; pertes de substance terminées par cicatrices, hyperesthésie, œdème remontant jusqu'au dos de la main, ongles tombés à la plupart des doigts.

Courants continus depuis le 17 juillet jusqu'au 5 août : dix minutes chaque jour, pôle positif sur la cinquième cervicale, négatif vers la queue de cheval, amélioration, à partir du 26 juillet, diminution du nombre des éléments, mais en même temps application locale de courants continus centrifuges. Le 5 août, la malade sort parfaitement guérie.

Obs. III. Asphyxie des extrémités. Accès survenant tous les jours et durant une grande partie de la journée ; impossible au malade de se servir de ses mains.

Au bout de six semaines de traitement, courants descendants sur la colonne vertébrale, 28 éléments ; il peut se servir de ses mains pour les usages ordinaires, sans reprendre ses travaux. Il n'y a plus que trois ou quatre accès par jour, d'une heure chacun.

Comme on peut en juger par la lecture, la galvanisation de la moelle ou même des extrêmités a fourni des avantages sérieux. M. Raynaud pense que le courant doit agir en diminuant le pouvoir excito-moteur de la moelle, d'où atténuation corrélative des contractions musculaires réflexes.

L'hémicrânie dont nous avons parlé, à propos du symptôme douleur, aurait pu tout aussi bien figurer à côté des troubles morbides qui précèdent ; car, dans les observations encourageantes que nous avons pu produire, nous ne saurions douter que ce ne soit par l'intermédiaire de l'innervation vaso-motrice que ce résultat ait été obtenu.

Depuis longtemps les observateurs avaient remarqué que le courant galvanique pouvait déterminer des hémorrhagies (voir Wohlrob, *Thèse*. Leipzig, 1796). Plus tard, on reconnut que le pôle négatif seul était susceptible de produire cet effet ; de là aux applications thérapeutiques il n'y avait qu'un pas. Aussi voit-on dans la plupart des traités d'électro-thérapie l'action congestive du cathode être préconisée pour combattre l'aménorrhée. (Voir les observations de Mojon (1802) (1) d'Hiffelsheim ; Molle, Onimus, *Traité d'électricité,* de Gasparinei, *Nova Liguria*, 73.) (R. Lewandowski, et Schultze, cités par ce dernier). De Solowief (*Archiv fur Gynékologie*, 1875).

Les faits d'hémorrhoïdes provoquées par l'application du pôle négatif au niveau de la région lombaire de la moelle, et signalés dans les observations d'ataxie dues au professeur Teissier, sont des phénomènes de même ordre. Nous en dirons autant pour les épistaxis, les hémoptysies, survenues à la suite de la galvanisation du sympathique cervical.

Les troubles des sécrétions supposent presque fatalement

(1) Cité par Clavel, thèse de Paris, 1837.

l'existence de modifications circulatoires, et il est fort probable que c'est en agissant sur la circulation qu'on a pu arriver dans certaines circonstances à influencer les sécrétions.

Les données relatives à ce point de thérapeutique sont encore très-incomplètes : nous serons donc forcé de les passer presque sous silence ; nous nous bornerons à faire remarquer qu'il existe deux ou trois exemples de disparition du symptôme glycosurie chez des diabétiques (Le Fort, *Gazette hebdomadaire*, 1862), et un exemple très-remarquable de guérison presque complète de diabète insipide traité par la galvanisation de la colonne vertébrale. Nous publions *in extenso* la relation de ce fait curieux tel que le professeur Le Fort a pris la peine de le rédiger lui-même (1).

Polyurie sans diabète datant de l'enfance, guérie par les courants continus faibles et permanents. — Hôpital Beaujon. M. le professeur Léon Le Fort.

Le nommé Aubert (Sylvain), âgé de quarante ans, homme de peine, entré à l'hôpital Beaujon, salle Saint-Edmond, n° 57, le 7 mai 1874, pour une plaie contuse légère, siégeant à la région occipitale. Cette plaie peu importante se guérit en quelques jours ; mais ce qui attira surtout l'attention, ce fut la demande que fit le malade d'un supplément extraordinaire de tisane. Interrogé au sujet de la soif qu'il dit éprouver, il nous répond que le besoin de boire existe depuis son enfance et qu'il aurait succédé à une coqueluche dont il aurait été atteint à l'âge de quatre ans. Il se rappelle nettement que, dès ses plus jeunes années, il éprouvait une soif presque incessante, et il raconte que cette soif était telle, qu'ayant été privé d'eau par sa mère, qui voulait lui faire perdre ainsi « cette mauvaise habitude », il s'était une fois désaltéré en buvant l'eau de la mare au fumier et qu'une autre fois il avait bu toute l'urine que contenait son vase de nuit. Ce besoin n'a jamais cessé de se faire sentir. Etant entré en 1864 dans le service de Trousseau, à l'Hôtel-Dieu, salle Sainte-Agnès, pour s'y faire traiter d'une pneumonie et l'attention ayant été de suite appelée sur sa polydipsie il fut traité sans aucun succès, au moyen de l'extrait de valériane à

---

(1) On range habituellement la *spermatorrhée*, parmi les troubles secrétoires.—A ce propos donc, nous pourrions mentionner ici les succès obtenus dans cette maladie par la galvanisation de la moelle lombaire et du périnée. —Le même manuel opératoire a été recommandé contre l'impuissance. (Julius Drechsfeld, *The Practitioner*, 1872).

haute dose. Après l'avoir traité pendant deux mois, Trousseau lui conseilla de changer d'air et de climat. Le malade se mit à voyager, mais son infirmité ne fut pas modifiée et il continua à boire et à uriner démesurément. Interrogé sur la manière dont il supporte les alcooliques, il nous dit pouvoir boire impunément de six à dix litres de vin par jour ; nous nous proposions de vérifier ce fait en lui fournissant le vin nécessaire, mais cette vérification n'a pas été faite.

A partir du 20 mai, le malade est soumis à une observation rigoureuse. On lui donne les pots de tisane qu'il demande, mais on en tient le compte exact et on lui donne comme urinoir plusieurs grands bocaux dont on a établi la graduation par litres et demi-litres.

Le 20 mai, il prend 18 litres de tisane, et rend 21 litres d'urine.

22	—	25	—	22	—
24	—	17	—	18	—
25	—	18	—	22	—
27	—	17	—	20	—

Pendant quelques jours, les quantités sont peu variables.

Le 1er juin, à titre d'expérimentation et empiriquement, nous le soumettons à l'influence de courants faibles et permanents au moyen de trois éléments au sulfate de cuivre (le modèle Morin). Le pôle positif est placé sur la région rénale tantôt à droite, tantôt à gauche, le pôle négatif est placé à la région cervicale au niveau des apophyses épineuses.

Les réophores sont constitués par une plaque de cuivre de 8 centimètres environ dans son grand diamètre, ils sont séparés de la peau par une compresse mouillée et restent en place toutes les nuits.

Le 3 juin, malgré l'élévation de la température extérieure (31 degrés à l'ombre), la soif a été moins vive et le malade n'a rendu que dix-huit litres d'urine, il est vrai qu'il a beaucoup transpiré et qu'il y a un peu de diarrhée (six selles dans la journée).

Le 4 juin, on applique quatre éléments.

Le 5, la diarrhée a cessé, la quantité d'urine n'a été que de quinze litres.

Le 8, le nombre des éléments est porté à six. La chaleur est très-intense (32 degrés à l'ombre) ; dix-sept litres d'urine dans les vingt-quatre heures.

Le 9, seize litres d'urine.

Le 11, quinze litres.

Le 12, sans cause appréciable, la quantité d'urine rendue est plus considérable, dix-sept litres. Boisson, dix-neuf litres de tisane.

Le 13 juin, urine 15 litres. Boisson 16 litres.

14	—	14	—	—	15	—
15	—	14	—	—	15	—
16	—	11	—	—	12	— On applique dix éléments.

Le 17 juin, urine 11 litres. Boisson 11 litres. Le malade remarque qu'il a moins soif, il boit aussi souvent, mais en moindre quantité à la fois.

L'urine, jusque-là presque incolore, devient jaunâtre, citrine et rougit davantage le papier de tournesol, le malade dit s'apercevoir qu'il maigrit.

18 juin, le malade a bu dix litres, et a rendu dix litres trois quarts d'urine. Pour se rendre compte de l'effet thérapeutique obtenu, on supprime l'application des courants :

19 juin, urine 10 litres 3/4. Boisson 12 litres
20	—	—	11	—	—	12	—
21	—	—	12	—	—	14	
22	—	—	11 3/4	—	12	
23	—	—	10	—	11 1/2	
24	—	—	11	—	12	
25	—	—	11 3/4	—	12	
26	—	—	11	—	13	
27	—	—	11	—	13	
28	—	—	11 1/4	—	13	
29	—	—	10 3/4	—	13	
30	—	—	11	—	13 On réapplique les huit éléments.

1er juillet — 10 3/4 — 12
2	—	—	10 3/4	—	12 On applique dix éléments.
3	—	—	9	—	11
4	—	—	10	—	12
5	—	—	7 1/2	—	9
6	—	—	7 3/4	—	9
7	—	—	7 3/4	—	9

8 juillet, urine 8 Litres   Boisson 10 litres.
9	—	—	9	—	12
10	—	—	10	—	13
11	—	—	10 1/2	—	13
12	—	—	10	—	12
13	—	—	9	—	10
14	—	—	8	—	10
15	—	—	7 1/2	—	10
16	—	—	8	—	11
17	—	—	8	—	10
18	—	—	7 1/2	—	10
19	—	—	7 3/4	—	10
20	—	—	8	—	11
21	—	—	8	—	12
22	—	—	8 1/2	—	13
23	—	—	8	—	11

26 juillet, urine 8 litres   Boisson   11
27 —   — 7 3/4   —   10
28 —   — 7   —   9

Le 20, en examinant au galvanomètre la marche des éléments, nous nous apercevons que la batterie qui sert depuis plus d'une année a beaucoup perdu de sa force ; on porte le nombre des éléments à douze ; le 22, on les porte à quinze, et on les laisse en permanence jour et nuit ; mais leur force est tellement diminuée qu'il devient nécessaire de les remplacer. Douze éléments vraiment actifs eussent certainement produit des escarres.

Le 29, on substitue à l'appareil cinq éléments neufs.

30 juillet, urine 7 litres, boisson 10 litres
31   —   7 1/2   —   9
du 1er au 5 août   6   —   9
6   —   5 1/2   —   9
7   —   4 1/4   —   7
8   —   5   —   7
9   —   4   —   7
10   —   4 1/4   —   6
11   —   4   —   6
13   —   3 3/4   —   6
14   —   4   —   6
18   —   6 1/2   —   9

Jusqu'à ces derniers temps, le malade était sans cesse tourmenté par les besoins de boire et d'uriner ; depuis une ou deux semaines il peut rester trois heures sans boire ni uriner. Mais depuis la seconde semaine du mois d'août, le malade a de fréquentes et abondantes épistaxis, mais toutes les autres fonctions sont normales, la transpiration n'a rien de particulier, les garde-robes sont régulières, il n'a plus, comme autrefois, de fréquentes attaques de diarrhée.

La céphalalgie et les épistaxis ont cessé depuis le 19 août, mais la quantité d'urine a augmenté :

19 août, urine 7 3/4 litres, tisane 10 litres.
20   —   7   —   9
21   —   7   —   9
22   —   7   —   10

Le 24 août, le malade demande à sortir pendant la journée, le soir il rentre à l'hôpital dans un état complet d'ivresse, il nous dit n'avoir bu cependant que deux litres de vin.

Du 25 août au 21 septembre, la quantité et la proportion des boissons et des urines restent à peu près les mêmes ; huit litres de boisson, six litres d'urine et cependant, pendant cette période, on varie le nombre des éléments, ou même on interrompt complétement l'usage des courants, qu'on ne reprend qu'à la fin d'octobre, et l'on réapplique six, puis huit éléments.

Du 3 au 5 novembre, le malade a chaque jour au moins deux abondantes épistaxis, il ne boit alors que six litres de boisson et rend six litres d'urine. On interrompt définitivement l'usage des courants et le malade reste dans le service comme infirmier.

En décembre, le malade, qui continue à boire cinq à six litres de boisson et à rendre un quantité proportionnelle de liquide, est aujourd'hui bien portant. La soif ne le tourmente plus. Lors de son entrée à l'hôpital, en mai 1874, il était maigre, d'un teint jaune, il a repris aujourd'hui ses couleurs et son embonpoint.

Malheureusement, la maladie lui avait fait prendre l'habitude de boire du vin, ce qu'il pouvait faire impunément, car, d'après son dire, il pouvait boire huit litres de vin dans la journée sans interrompre son travail et en boire dix litres pendant la soirée. Déjà le 24 août, il était rentré ivre à l'hôpital pour avoir bu dans la journée deux litres de vin. Au premier jour de sortie comme infirmier, en décembre, il fut rapporté à l'hôpital absolument ivre, et cependant il n'avait bu, dit-il, que deux litres de vin. Malgré cette grave infraction aux règlements, le directeur, à notre demande et en raison de l'intérêt scientifique que présentait la maladie, consentit à le conserver. La guérison relative s'était maintenue ; cinq à six litres de boisson par jour ; mais à la fin de janvier le malade étant sorti de nouveau, fut de nouveau rapporté ivre-mort à l'hôpital. Le lendemain, on fût obligé de le renvoyer de l'hôpital. Depuis il a été perdu de vue.

Nous arrivons maintenant aux faits qui concernent la nutrition locale et la nutrition générale proprement dite :

Troubles de la nutrition.

Atrophies musculaires. — Le traitement des atrophies musculaires par l'application prolongée des courants de pile constitue presque à lui seul l'emploi le plus heureux de la méthode qui nous occupe. Quelle que soit, du reste, la cause de l'atrophie, qu'elle soit d'origine périphérique ou centrale, qu'elle dépende d'un traumatisme, d'une intoxication saturnine ou d'une affection chronique de la moelle tephro-myélite et en particulier de la paralysie spinale infantile ou de l'atrophie musculaire progressive, les succès nombreux ne sauraient être contestés. Nous exprimerons cependant nos réserves pour ce qui est de l'atrophie musculaire progressive, mais pour les autres catégories de faits, les documents concordent trop bien pour ne pas entraîner la conviction. Sans parler des cas rapportés par M. Le Fort dans son Mémoire à la Société de chirurgie, mars 1872, sans citer ceux qui sont consignés dans la thèse de M. Valtat (1), sans emprunter aussi aux auteurs étrangers (Erb, Eulenburg, Ziemssen, Bruchner, etc.), nous nous bornerons à reproduire ici quelques observations inédites qui nous paraissent absolument démonstratives :

Obs. I. - *Paralysie spinale aiguë de l'adulte. Crises gastriques. Accidents convulsifs et comateux à répétition.* — Observation reccueillie par le Dʳ A. Joffroy et due à l'obligeance de M. le professeur Charcot. — MM... de V..., 24 ans. — Guérison par les courants continus.

Il n'y a rien à noter du côté de l'hérédité ; M... est fils unique, son père est bien portant, sa mère jouit aussi d'une bonne sante, mais elle est nerveuse et fort émotionnable.

A l'âge de seize ans, M. M... était au collége. Sans cause connue, il fut pris un jour subitement de malaises, puis de convulsions généralisées avec perte de connaissance. A la suite de ces convulsions survint une sorte de sommeil comateux qui ne cessa que trois jours après. Quand le malade revint à lui, après ces trois jours, il ne se rappelait rien et ne savait pas combien de temps les accidents avaient duré. Il ressentait une fatigue générale très-marquée, sans aucun trouble intellectuel. Le rétablissement complet fut assez prompt.

Ses études terminées, L... alla en Allemagne, et vécut dans diverses universités d'une vie irrégulière, mais dont il n'est pas possible de connaître les détails, M. M... se contredisant complétement quand on l'interroge sur ce point à des époques éloignées. Mais il semble résulter d'interrogations multiples que le malade prolongeait souvent ses veilles et s'énivrait d'une manière absolue. Il y a dû aussi y avoir des excès vénériens.

C'est dans ces conditions que, en 1876, le malade passa à V... les fêtes du mardi-gras, qui furent pour lui l'occasion de fatigues nouvelles. Par un temps très-froid, il rentra chez lui fort tard, horriblement fatigué, après avoir eu très-chaud, le corps couvert de sueur. La nuit fut calme. Mais le lendemain matin, à sept heures, il fut

(1) Valtat, *De l'atrophie musculaire consécutive aux maladies des articulations, étude clinique et expérimentale*, Paris 1877.

pris de vertiges, puis de perte de connaissance. (Y eut-il des convulsions? On ne le sait pas bien). Le malade eut ensuite un sommeil comateux dont il sortit peu à peu en quelques heures, sans trouble de l'intelligence. Il gagna ainsi la nuit suivante, qui semblait ne devoir amener aucun accident, lorsque le malade, se réveillant vers les deux ou trois heures, fut surpris de trouver ses mains inertes et impuissantes. Ses mains étaient tombantes, comme entraînées uniquement par leur propre poids ; les doigts faibles, à demi-fléchis, et presque complétement immobilisés. A peine y avait-il un léger mouvement volontaire d'extension dans l'articulation du poignet. Il n'y avait pas de paralysie des muscles des bras ou des épaules, pas non plus de troubles paralytiques des membres inférieurs. Aucune altération de la sensibilité. Aucune altération non plus dans le fonctionnement de la vessie et du rectum.

Le malade était resté dans cet état, il y avait même une légère amélioration, lorsque, un mois plus tard, il ressentit quelques malaises, un peu d'inappétence et de faiblesse, et après quelques jours, il fut pris de crises gastriques, caractérisées par des douleurs exacerbantes au creux épigastrique, avec irradiations très-douloureuses dans tout le tronc et dans les membres, et une sensation très-pénible de faiblesse musculaire. Il y avait aussi un certain degré d'hyperesthésie cutanée. Enfin, à chaque instant les douleurs stomacales devenaient plus intenses, et s'accompagnaient de nausées et de vomissements bilieux.

Ces accidents ne prirent fin qu'après quasi deux jours ; et alors le malade était plus affaibli, se servait moins bien de ses bras, et même, pendant les premiers jours, il présentait en outre une teinte jaunâtre des sclérotiques.

En résumé, non-seulement l'amélioration existant avant la crise avait disparu, mais encore il s'était produit une certaine aggravation.

Trois ou quatre crises, séparées par deux ou trois semaines, se sont ainsi produites, détruisant chaque fois l'amélioration de la période du repos, et même augmentant l'impuissance musculaire.

Entre deux crises, on peut compter jusqu'à deux mois de calme.

Au mois de juin 1876 (trois mois après le début), le malade, ayant les mains pendantes, les doigts en griffe, alla à Spa. Là, il fut soumis à un traitement hydrothérapique, consistant en deux douches froides par jour, d'une durée de une minute, avec un jet excessivement fort.

Au bout de quinze jours, survient une crise, la cinquième environ, analogue aux précédentes, mais beaucoup plus violente. Elle avait été précédée d'un affaiblissement progressif des membres inférieurs. La crise ne consista qu'en douleurs extrêmement vives avec vomissements, mais il n'y eut ni convulsions, ni délire, ni syncope. Après deux ou trois jours, ces accidents prirent fin, et le malade put retourner chez lui, mais marchant très-difficilement, traînant les pieds, et buttant au moindre obstacle. C'est ainsi que, plusieurs fois, il est tombé dans la rue.

A partir de ce moment, le malade a eu environ une crise par mois, crise caractérisée essentiellement par des douleurs excessives, avec nausées et vomissements très-fréquents pendant deux jours, disparaissant petit à petit le troisième ou quatrième jour, et laissant le malade avec un affaiblissement plus grand qu'auparavant.

En février 1877, il eut une crise très-forte, après laquelle il marcha très-difficilement. Il soulevait les cuisses, et la jambe pendait directement, sans être portée en avant par la contraction des triceps cruraux. Le malade était obligé de s'appuyer aux meubles, on ne se rappelle pas si, pendant la crise, il y a eu perte de connaissance ; mais ce qui est certain c'est qu'à partir de ce moment il y eut une faiblesse très-marquée, des lipothymies fréquentes et même des syncopes, par exemple à la suite d'une course en voiture très-prolongée.

En mars, une crise nouvelle survint, à la suite de laquelle les épaules furent affaiblies. C'est alors que le malade se décida à venir à Paris. Il consulta M. Charcot, qui prescrivit deux douches courtes chaque jour, et des applications méthodiques d'électricité (faradique et galvanique) trois fois par semaine.

Voici quel était alors l'état du système musculaire. Les deltoïdes sont affaiblis, mais peu atrophiés. Ils répondent à peu près normalement aux différentes excitations électriques. Mais ce n'est que très-lentement et avec effort que le malade parvient à lever ses bras en haut ; alors il arrive presque à lever l'épaule aussi haut que possible. Il n'y a donc qu'un affaiblissement assez marqué, et à peine l'atrophie des deux deltoïdes.

Les muscles des bras ne présentent rien de particulier à noter.

A l'avant-bras, au contraire, il y a une atrophie peu marquée des fléchisseurs et des radiaux, mais la diminution de volume est très-accentuée pour les muscles de la région postérieure. Cette lésion correspond à la chute de la main, qui est habituellement en flexion légère sur le poignet, et à l'impossibilité où se trouve le malade de mettre cette articulation dans l'extension. Les extenseurs de la main et des doigts répondent très-peu à la faradisation, mais répondent assez bien à la galvanisation.

A la main, les muscles interosseux et ceux de l'éminence thénar sont très-atrophiés, et présentent la même sorte de réaction électrique que les précédents, mais plus faible à la galvanisation, et nulle à la faradisation. Du reste, l'atrophie de l'éminence thénar est tellement marquée que tous les muscles paraissent avoir complétement disparu à ce niveau. La main est en griffe, flasque sur le poignet, et constitue une vraie main de polichinelle. Le malade peut seulement augmenter un peu le mouvement de flexion, et sa main lui sert autant par sa déformation en griffe que par la force musculaire très-affaiblie qui fait encore mouvoir les doigts.

Aux membres inférieurs, il y a un affaiblissement général du système musculaire ; mais les biceps cruraux sont particulièrement affaiblis et notablement atrophiés. Les muscles les plus atrophiés sont ceux de la partie antéro-externe de la jambe gauche ; et, tandis que tous les muscles des membres inférieurs répondent normalement ou presque normalement à l'électricité, ceux-là ne répondent ni à la faradisation ni à la galvanisation.

En résumé, le malade ne faisait que difficilement les mouvements des épaules, ne se servait presque pas de ses mains ; la marche était lente, pénible, le malade se servant surtout des os iliaques pour soulever les membres inférieurs et détacher les pieds du sol. Voilà quelle était la situation au mois d'avril, lorsqu'il commença son traitement par l'hydrothérapie et l'électricité.

Au mois d'octobre, on constatait des progrès considérables. La marche paraissait naturelle, et il fallait être prévenu pour remarquer de la gêne dans la jambe gauche, gêne due à la faiblesse encore persistante dans les muscles antéro-externes. Les muscles des épaules étaient revenus à leur état normal, et il y avait dans ceux de l'avant-bras et de la main une amélioration telle, que le malade pouvait jouer du piano. L'éminence thénar, en particulier, formait un relief assez marqué. Toutefois, quand le malade faisait le mouvement d'extension du poignet sur l'avant-bras, il ne pouvait pas encore étendre en même temps les doigts, qui restaient à demi-fléchis.

En un mot, l'amélioration avait permis au malade de reprendre la vie commune, alors que, quelques mois auparavant, il avait besoin d'un aide pour manger, pour s'habiller, etc.

C'est dans ces conditions qu'il retourna chez lui au commencement de novembre. A partir de ce moment, il mena de nouveau une vie très-irrégulière. Il fit si bien, qu'il finit par ressentir de la fatigue, et après sept semaines le malaise augmenta, des vomissements survinrent, et, en prévision d'une nouvelle crise, X... revint à Paris (16 décembre 1877).

Le jour même de son arrivée, il eut, comme au début de sa maladie, une attaque convulsive avec contracture de tous les membres, surtout à gauche, perte de connaissance et coma prolongé.

C'est alors que je vis le malade.

Il y avait perte absolue de connaissance, et l'on ne parvenait que très-incomplétement à tirer le malade de sa torpeur. Alors il entr'ouvrait les yeux, regardait un moment dans le vague et marmottait des paroles incompréhensibles. — La peau était très-chaude et le pouls très-rapide, la respiration irrégulière ; la sensibilité fortement émoussée, presque nulle. Il n'y avait pas d'incontinence d'urine ni des matières fécales, mais constipation opiniâtre.

Le lendemain, le malade revint à lui progressivement. Il put d'abord se lever ; mais l'intelligence n'était pas revenue, non plus que la mémoire. Il ne me reconnut pas, et ne se souvenait de rien. Peu à peu il alla mieux ; mais le soir même une nouvelle attaque (semblable à la précédente) survint, et le malade, après la période convulsive, resta dans un état comateux jusqu'au lendemain dans la matinée. Pendant quelques heures, il y eut, comme la veille, obnubilation de l'intelligence ; puis, peu à peu, le malade revint à son état normal.

Les jours suivants, il ressentit une fatigue considérable. On remarqua un amaigrissement sensible, malgré l'appétit excessif et le besoin fréquent de manger qui se manifesta. Il y eut là une véritable convalescence comme à la suite d'une affection aiguë.

Il y eut une faiblesse un peu plus marquée dans les mains, mais sans nouvelle atrophie manifeste. En somme, ces derniers accès très-violents ne paraissent pas avoir causé une aggravation sérieuse de l'état antérieur du malade.

A partir de ce temps je le perdis de vue.

Obs. II. — *Tephromyélite aiguë chez une adulte avec paralysie complète des quatre extrémités.* (Due à l'extrême obligeance du Dr Muller, de Gratz.)

Franciska Grünauer, dix-neuf ans, servante, issue d'une famille qui n'est affectée d'aucune maladie psychique ou nerveuse. Sauf quelques états fébriles sans importance, cette fille a toujours été bien portante jusqu'au 10 octobre 1877.

Ce jour-là elle se plaignit d'un malaise général, d'abattement et de céphalalgie ; les jours précédents elle s'était fatiguée à faire la lessive, sans pourtant avoir pris froid.

Les jours suivants survint une fièvre intense avec délire et vomissements ; bientôt la malade, en proie à l'insomnie, tomba dans une apathie profonde.

Dans la nuit du 16 au 17 octobre, se produisit une paralysie localisée au membre supérieur gauche. Dans l'après-midi on l'apporta à l'hôpital (2e section de médecine) où je m'appliquai à établir soigneusement l'anamnèse et l'état actuel de la malade. On constata : fièvre, 39° ; somnolence et apathie ; elle avait l'aspect d'une typhique. Paralysie absolue de l'extrémité gauche ; relâchement musculaire complet ; intégrité parfaite de la sensibilité ; abolition des réflexes.

Le 18, le membre inférieur droit fut également paralysé ; la fièvre continue ; la vessie et le rectum fonctionnent régulièrement.

Le 19, survint encore une paralysie complète des extrémités supérieure droite et inférieure gauche, avec relâchement total des muscles et conservation parfaite de la sensibilité. La fièvre avait disparu ; l'intelligence recouvre toute sa lucidité. La malade est couchée dans son lit comme une bûche de bois, absolument incapable d'exécuter le moindre changement de position. Seuls, les mouvements de la tête n'étaient aucunement diminués. Il fallut coucher, soulever, nourrir la malade.

L'histoire de la malade a été prise avec le soin le plus minutieux ; ce qui la rend surtout intéressante, c'est l'exactitude avec laquelle ont été faites, de deux jours en deux jours, les explorations électriques ; aussi sera-t-elle publiée plus tard, *in extenso*, dans un journal spécial allemand.

Pour le moment, nous nous contenterons de dire que l'affection continua à suivre une marche apyrétique, et qu'on n'observa aucun trouble du côté de la vessie, du rectum ou de la menstruation.

La malade présentait le type d'une névrose, affectant purement la motilité, caractérisée à partir de la fin de la deuxième semaine par une atrophie musculaire à marche rapide.

Au neuvième jour après le début de la paralysie, l'excitabilité faradique des nerfs et des muscles était, ou abolie, ou colossalement diminuée. L'excitabilité galvanique des nerfs se comportait d'une manière analogue ; elle aussi était perdue ou très-affaiblie.

L'excitabilité galvanique des muscles se montra nettement exagérée dans la troisième semaine. En même temps le An SZ était devenu Ka SZ.

Quant à leur caractère, les secousses étaient paresseuses, prolongées. Cette augmentation de l'excitabilité galvanique des muscles ne dura que six jours ; puis elle se mit à baisser rapidement, mais sans perdre la perversion caractéristique dans la secousse. C'est dans cet état que je présentai ma malade, le 26 novembre, à la société des médecins de Styrie, en faisant en même temps une conférence sur la téphromyélite aiguë des adultes.

Traitement. — Pendant les deux premières semaines, de fortes doses quotidiennes d'iodure de potassium à l'intérieur. Avec la troisième semaine on commença le traitement galvanique, et ce, en mettant à profit les effets catalytiques du courant.

Le cathode (représenté par un électrode de $0^m,12$ de long sur $0^m,06$ de large) fut placé au-dessus du renflement cervical, pendant que l'anode était appliqué sur le sternum.

Ensuite, le cathode fut placé au-dessus du renflement lombaire, et l'anode au-dessus du renflement cervical. Ce traitement fut répété journellement, chaque application durant 5 minutes. Ce traitement galvanique central fut combiné encore avec la galvanisation individuelle des muscles et des nerfs périphériques. On plaçait toujours le cathode sur les muscles paralysés et l'anode sur les vertèbres cervicales ou lombaires. Ensuite on faisait des effets de fermeture cathodique ou de changement de courant. Le courant faradique ne fut jamais employé que pour l'exploration.

Le résultat actuel (commencement de mars) de cette médication est que notre malade a recouvré de la façon la plus complète l'usage des deux membres inférieurs et du bras droit.

L'extrémité supérieure gauche commence également à présenter des mouvements volontaires des doigts, et l'exploration électrique nous fait espérer que les mouvements du coude et de l'épaule se rétabliront également.

(D'après mes observations, la guérison commença toujours par les parties périphériques, suivant ensuite une marche irrégulièrement centripète.) (1)

Obs. III. — *Atrophie du deltoïde, consécutive à une luxation de l'épaule.* — *Réparation du muscle et guérison par les courants continus.* — (Communiquée par M. Bergeon, professeur agrégé à la Faculté de médecine de Lyon.)

M. J. B. a été atteint, le 25 janvier 1873, d'une luxation scapulo-humérale, sous-glénoïdienne complète, gauche.

Voici dans quelles circonstances :

M. B. faisait une promenade sur une voiture de dresseur, lorsque, à un tournant, l'une des deux roues rencontra une petite barrière en fil de fer ; la roue fut immédiatement soulevée par l'obstacle, mais le fil de fer faisant ressort, imprima à la voiture une secousse tellement violente, que M. B. fut lancé sur la route, à une distance qu'il n'évalue pas à moins de 10 mètres.

La chûte eut lieu sur le moignon de l'épaule gauche, qui eut ainsi à supporter, dans cette projection, tout le poids du corps. M. B. put se relever, mais lorsqu'il voulut ramasser son chapeau, il s'aperçut que son bras gauche était tout à fait inerte. Les doigts saisissaient parfaitement l'objet et exécutaient tous les mouvements, mais le coude et l'épaule étaient immobiles, et ce fut avec l'aide de la main droite que M. B. put opérer la flexion de l'avant-bras sur le bras.

Placé dans une voiture, M. B. regagna son domicile, non sans éprouver pendant le trajet d'assez vives souffrances ; 8 heures 3/4 après l'accident, voici ce que l'on constatait :

Le bras était placé dans l'abduction, l'avant-bras un peu fléchi, et la main soutenue par la main droite ; le moignon de l'épaule était flas-

---

(1) On peut rapprocher de ces deux observations le fait intéressant de paralysie spinale de l'adulte publié par M. Charcot dans son livre (*Maladies du système nerveux*, 3ᵉ édit. 1877, t. II, p. 173.)

que, aplati ; la voûte acromio-coracoïdienne saillante, et enfin, on pouvait percevoir la tête de l'humérus dans le creux axillaire au-dessous du bord inférieur du muscle pectoral.

Après nous être assurés qu'il n'existait pas de fracture, nous pratiquâmes, M. le docteur Marduel et moi, la réduction. Grâce au peu d'ancienneté de la lésion, à l'absence de gonflement inflammatoire, et aussi à la docilité de M. B. qui laissa ses muscles dans la résolution absolue, nous parvînmes facilement à établir la coaptation, qui fut maintenue par des circulaires. Sauf un peu de prurigo sur toutes les parties soumises à la compression, et une large ecchymose occupant toute la partie supérieure et antérieure du moignon de l'épaule, il ne survint aucune complication ; le gonflement articulaire et les menaces d'arthrite furent combattus par des compresses imbibées d'alcool vulné raire, de teinture d'arnica et enfin d'eau blanche laudanisée. L'immobilité, et une petite pilule de thridace et extrait de thébaïque 0,03ᶜ : tel fut le traitement des deux premiers septenaires. L'épaule ayant repris sa forme normale, et aucun phénomène inflammatoire ne se manifestant, on se borna à maintenir le repos de l'articulation, soit avec une serviette convenablement disposée, soit avec des circulaires.

Quarante jours après l'accident, 5 mars, l'articulation scapulohumérale permettait d'accomplir tous les mouvements de circumduction et de rotation que l'on voulait imprimer au bras, mais ce membre était impuissant, très-lourd, souvent violacé dans la partie inférieure et à la main, les masses musculaires flasques affaissées avaient perdu leur tonicité et l'on constatait un amaigrissement se chiffrant par 0,03ᶜ de moins dans la circonférence du bras au niveau du biceps. On pouvait sentir, en outre, dans le tissu cellulo adipeux de l'interstice musculaire, entre le deltoïde et le biceps, au niveau de l'empreinte deltoïdienne, un empâtement dû sans doute à une infiltration séro-sanguine, suite de la déchirure capsulaire.

En présence de cet état, nous avions prescrit des frictions excitantes, notamment avec le baume de Fioraventi ; mais la lenteur du retour du mouvement volontaire nous décida à intervenir plus énergiquement. L'humidité de la saison, et aussi la disposition rhumatismale de M. B., nous fit rejeter l'usage des douches, du moins pour le moment. On appliqua alors, de concert avec MM. docteurs E. Coutagne et Marduel, l'électricité par les courants directs, continus. Sous l'influence d'un courant faible labile, musculo-nerveux, le pôle positif placé dans la main, le négatif promené dans les régions scapulaires et sus-épineuses, on obtint une amélioration considérable, d'abord caractérisée par une circulation capillaire plus active, ensuite par le retour de la tonicité musculaire et des mouvements volontaires.

Après huit séances pratiquées dans un intervalle de onze jours (15 mars), on constate que l'amaigrissement a diminué de moitié, que les muscles ont repris leurs saillies naturelles. Enfin M. B. trouve son bras moins lourd, plus souple, et peut exécuter des mouvements beaucoup plus étendus.

M. B. a présenté cette observation à M. Nélaton, le 25 mars 1873, c'est-à-dire deux mois après l'accident. M. Nélaton a constaté le parfait rétablissement de l'articulation, mais la persistance de la bosse sanguine et d'un peu d'amaigrissement qui était encore de $0^m,015$. Par le fait de la suspension de l'électricité, l'amaigrissement revint très-rapidement et au mois de mai 1873, il existait $0^m,03$ de différence entre les deux bras, mesurés à $0^m,10$ environ de l'acromion.

Le bras était également redevenu plus lourd, plus violacé, se refroidissant plus facilement.

Il fallut environ quarante séances d'électrisation, et le bras reprit son volume primitif, tandis que la bosse sanguine disparaissait complétement.

Aujourd'hui, 25 mars 1878, les deux bras n'offrent qu'une différence mperceptible, et la pression exercée sur le dynamomètre de Mathieu, placé dans la main, est à peu près la même à droite et à gauche.

Obs. IV. — *Arthrite du genou chez une hystérique ; suivie de fausse ankylose et d'atrophie des muscles de la cuisse et de la jambe. — Heureux effets de l'électrisation par courants continus.*(Prof. Teissier.)

Claudine-Antoinette Saint J..., âgée de vingt-deux ans, d'une constitution éminemment lymphatique et d'un tempérament extra-nerveux, entre à la Clinique médicale de Lyon, service de M. le professeur Teissier, le 28 mai 1877, pour une affection complexe dont il est inutile de décrire ici tous les détails, mais qui se traduisait surtout par des phénomènes de nervosisme protéiforme, gastralgie, parésie et contracture des membres inférieurs, anestésie, et hypérestésie, arthralgie, etc., etc.

L'état de cette malade fut beaucoup amélioré pendant l'été par un traitement hydrothérapique, mais, au mois de septembre, une arthralgie violente se manifesta dans le genou droit, et à dater de cette époque la pauvre fille se trouva condamnée à garder le lit pendant plusieurs mois. Pendant six semaines l'arthralgie ne s'accompagna d'aucun gonflement bien appréciable, mais en novembre la tuméfaction se manifesta et atteignit d'assez grandes proportions. Les frictions avec la pommade iodurée, les vésicatoires volants furent inefficaces et il fallut recourir aux *boutons de feu* qui arrêtèrent le mal.

Les douleurs disparurent, mais le genou resta volumineux, et en janvier 1878, on pouvait constater à la fois une augmentation de 3 centimètres de la circonférence du genou, l'impossibilité de faire exécuter le moindre mouvement à la jointure qui était comme ankylosée, et une atrophie prononcée des muscles de la cuisse et de la jambe.

A la fin de janvier, M. Teissier prescrivit de chercher à imprimer deux fois par jour de petits mouvements artificiels à l'articulation enraidie, et de pratiquer en même temps de légers massages.

Quinze jours après, il fit ajouter à ces moyens l'électrisation du genou à l'aide des courants continus. — Pendant deux mois, on a appliqué chaque jour pendant dix, quinze et vingt minutes autour de l'articulation des courants transversaux ascendants et descendants qui produisaient constamment une rougeur plus marquée à l'électrode positive qu'à l'électrode négative.

Ce traitement, continué avec prudence et persévérance, a donné des résultats on ne peut plus satisfaisants. L'engorgement du genou a diminué de semaine en semaine et a fini par disparaître. Les mouvements du genou sont devenus plus faciles. Ils sont encore imparfaits, mais la jambe peut se fléchir sur la cuisse à 45°. Enfin les muscles de la cuisse et de la jambe sont beaucoup moins amaigris et ont repris une partie de leur puissance motrice.

Aujourd'hui, après cinq mois de séjour forcé au lit, la malade peut se lever et commence à faire quelque pas sans douleur et sans raideur de la jambe affectée.

Obs. V. — *Atrophie deltoïdienne gauche, suite de rhumatisme articulaire subaigu. — Traitement par les courants continus. — Amélioration très-notable au bout de cinq semaines.*

Marie L..., dévideuse, âgée de vingt-six ans, entre à l'Hôtel-Dieu dans la salle Saint-Roch (service de M. le professeur Teissier), le 28 janvier 1878, pour un rhumatisme articulaire subaigu datant de quinze jours, qui a envahi successivement les genoux, les coudes et les épaules et qui est localisé spécialement, le jour de son entrée, sur le coude et l'épaule gauche.

Ces articulations sont gonflées, très-douloureuses à la pression, surtout si on cherche à leur imprimer quelques mouvements. Le pouls est à 100 pulsations, et la température axillaire à 38°.

Le salycilate de soude à la dose de 5 grammes d'abord, puis 3 grammes par jour diminua les douleurs, mais ne put être continué plus de cinq jours, à cause des malaises qu'il produisit du côté de l'estomac et de la tête.

Au bout d'une semaine (5 février), le rhumatisme a abandonné le coude, mais reste fixé sur l'épaule gauche qui est notablement tuméfiée et ne peut accomplir le moindre mouvement.

A dater de ce moment, la raideur de la jointure va toujours en augmentant, et trois semaines plus tard on s'aperçoit que l'épaule est moins arrondie, que le deltoïde s'est atrophié et que le bras ne peut être détaché du tronc. D'ailleurs, il n'y a plus de douleur.

Le 1er mars, M. Teissier prescrit de pratiquer deux fois par jour un massage léger et de petits mouvements artificiels, et de faire sur les muscles de l'épaule, chaque matin, principalement sur le deltoïde une électrisation de quinze à vingt minutes, avec les courants continus à l'aide d'une petite pile chargée seulement à cinq ou six éléments.

Ce traitement, qui a été continué pendant cinq semaines, à l'exclusion de tout autre médication active, a produit graduellement les meilleurs résultats. Les mouvements, même spontanés, sont devenus progressivement possibles, puis de plus en plus faciles. L'atrophie du deltoïde s'est arrêtée et même on a eu la satisfaction de voir ce muscle se réparer, si bien que, le 3 avril, l'épaule avait presque repris sa forme naturelle. Le mouvement de projection du bras en arrière était toutefois encore très-limité.

Obs. VI. — *Athrophie musculaire d'origine saturnine. — Amélioration notable en six semaines par les courants continus.* (Prof. Le Fort.)

Le nommé Chapelier Louis, âgé de cinquante-cinq ans, peintre en bâtiment, est entré le 23 novembre 1877, à l'hôpital Beaujon, salle Saint-Félix, lit n° 23, dans le service de M. le professeur Le Fort.

Cet homme a eu en 1867 une première attaque de coliques de plomb qui durèrent une quinzaine de jours; la guérison fut complète et le malade put, au bout de quelques jours, reprendre ses occupations

En 1872 les coliques saturnines se montrèrent de nouveau, durèrent trois semaines et guérirent encore complétement sans laisser à leur suite aucune trace.

En 1875 survinrent des douleurs peu violentes, occupant les membres ou les articulations et ayant le caractère erratique : ces douleurs, qui n'empêchaient pas le malade de se livrer à son travail, furent suivies au bout de deux mois d'un commencement de paralysie.

Chapelier remarqua qu'il ne pouvait plus que difficilement redresser les doigts de la main droite, puis bientôt ce fut le poignet; la main gauche fut prise à son tour. Les symptômes allèrent en augmentant; au bout de quelque temps la main ne pouvait plus tenir les objets que faiblement et les laissait échapper.

Cet homme resta ainsi chez lui pendant deux mois dans l'impossibilité complète de travailler et finit par se décider à entrer à l'hopital de la Pitié, chez M. Lasègue, dans le courant de janvier 1876.

Pendant trois mois le malade fut soumis à un traitement hydrothérapique; tous les deux jours on faradisait ses membres au moyen d'une bobine d'induction. Trois bains sulfureux étaient également administrés chaque semaine.

A la suite de ce traitement, une légère amélioration fut obtenue, et les mains qui avaient été pendantes, pouvaient être ramenées, mais avec beaucoup de peine dans la direction horizontale.

Le malade fut envoyé par M. Lasègue dans le service de M. Le Fort, à l'hôpital Beaujon, pour y être soumis à l'action des courants continus.

Du mois d'avril au milieu de juillet 1876, on appliqua sur les membres un courant continu de faible intensité et tous les deux jours on faradisa les membres. Au bout de ces trois mois, le malade sortit presque complétement guéri, pouvant redresser complétement les mains et n'ayant qu'une sensation de faiblesse générale dans les deux bras. A sa sortie de l'hôpital il put de nouveau reprendre son métier.

La guérison se maintint pendant une année ; mais les symptômes de paralysie se montrèrent de nouveau et graduellement comme dans la première attaque du mois d'août 1877. Dans le courant d'octobre, Chapelier était obligé de cesser son travail et entrait à l'hôpital Beaujon le 23 novembre 1877.

On put constater alors les lésions suivantes :

Il existait une paralysie des extenseurs de la main des deux côtés, mais elle était plus prononcée à droite qu'à gauche : le long supinateur du côté droit était aussi paralysé. — En exerçant des pressions le long de la face interne de l'humerus et sur l'avant-bras on provoquait des douleurs assez vives.

La sensibilité cutanée se trouvait affaiblie dans toute la longueur du membre.

Enfin si l'on venait à exciter la peau en la pinçant ou la chatouillant, on déterminait la production d'un mouvement réflexe marqué, surtout dans le membre supérieur droit.

Traitement : Vers le milieu de février, le manque d'appareils ayant empêché de le faire plus tôt, on applique les courants continus sur l'avant-bras du côté droit, un des rhéophores étant placé sur la main droite, l'autre sur la nuque. Le courant, très-faible, est fourni par quatre petits éléments de Trouvé, les plaques rhéophores sont larges et bien enveloppées de linge, de façon à éviter les eschares. Le malade conserve son appareil en moyenne quinze heures par jour, plaçant de temps à autre un des rhéophores sur la main gauche, mais le gardant de préférence sur la droite qui est plus atteinte.

Quelquefois au bout d'un certain nombre d'heures, des picotements se font sentir au niveau des plaques ; on les change alors de place pour éviter la production de lésions cutanées, cependant on voit bientôt une éruption de forme acnéique se produire sur la nuque et la face dorsale du poignet aux points d'application des rhéophores.

En même temps ou faradise les membres tous les jours pendant une dizaine de minutes.

Depuis six semaines que ce traitement a été institué, une amélioration notable s'est produite. Les extenseurs du côté gauche sont devenus assez forts pour amener le redressement presque complet du poignet sur l'avant-bras; du côté droit le malade ne peut encore atteindre que la direction horizontale. Les muscles extenseurs de l'avant-bras droit sont encore faibles, ils tendent à recouvrer la sensibilité qu'ils avaient perdue à l'excitation faradique, leur énergie commence à reparaître et leur volume à s'accroître.

Si nous voulions multiplier les faits, nous citerions à côté d'eux un cas très-remarquable d'atrophie musculaire saturnine presque généralisée que nous avons vu l'année dernière dans le service du professeur Lépine, à l'hôpital temporaire. Le malade couché dans son lit était dans l'impossibilité complète de faire un mouvement, même de se nourrir. M. Lépine eut recours à la galvanisation prolongée, et au bout de quelques mois le malade quittait l'hôpital temporaire considérablement amélioré, sinon guéri et apte presque à reprendre la vie commune. (Communication orale de M. Straus, qui prit le service après le départ de M. Lépine). Le malade, il est vrai, fut aussi soumis aux préparations de strychnine. Peut-être ce mode de traitement a-t-il été un adjuvant utile dans l'espèce, mais nous croyons que cette circonstance n'enlève au fait rien de sa valeur.

Nous sommes loin d'être aussi affirmatif pour ce qui touche à l'atrophie musculaire progressive. Sans doute, les recueils d'électro-thérapie renferment des observations importantes. Althaus a rapporté un succès qui paraît indiscutable. (Voir Beard et Rockwell, *Traité pratique d'électricité*.)

Les observations de Remak, de Benedikt, d'Onimus paraissent aussi favorables à la méthode. Néanmoins nous ne saurions manifester pour elle un enthousiasme exagéré. On sait la marche irrégulière de l'affection, les rémissions qu'elle présente, et les interprétations fautives qui en peuvent résulter au sujet de l'importance du traitement alors mis en usage. Nous avons gardé le souvenir d'un malade que nous avons vu à l'Hôtel-Dieu de Lyon, et chez lequel ni la faradisation, ni la galvanisation ne réussirent à enrayer le mal (1).

(1) Dans la paralysie labioglosso-laryngée les résultats sont peut être encore moins satisfaisants, (Joffroy, communication orale.)

C'est assurément par les effets utiles des courants galvaniques sur la nutrition des muscles qu'il faut expliquer l'usage de l'électricité de pile dans le rhumatisme articulaire et en particulier dans le rhumatisme chronique. L'action calmante qu'exerce sur la douleur le courant continu action sur laquelle nous avons assez insisté pour n'y pas revenir ici, doit entrer aussi en ligne de compte dans cette influence salutaire que plusieurs auteurs s'accordent à reconnaître. C'est sans doute à cette action qu'on doit surtout attribuer les succès quasi surprenants mentionnés par Lewandowski dans le rhumatisme musculaire tenace.

L'utilité de la galvanisation dans le rhumatisme chronique est affirmée par Beard et Rockell, Jackson, Althaus, etc. Ils insistent sur la disparition de la douleur, de la raideur articulaire et de l'atrophie des muscles qui entourent la jointure (1). Il est fort difficile de porter un jugement exact sur cette méthode; évidemment elle est rationnelle et conforme aux faits physiologiques. Nous n'avons pas d'observations en France qui soient concluantes, et les médecins anglais, qui ont pourtant occasion d'étudier de plus près le rhumatisme chronique, et auxquels nous nous sommes adressé n'ont pu nous fournir aucun renseignement important à ce sujet.

Nous ne saurions terminer la partie de ce travail qui a trait aux atrophies, sans signaler au moins brièvement les règles principales qui doivent guider dans le mode d'application du courant galvanique.

Il doit remplir un double but : modifier d'une part la nutrition de la moelle, qui en pareil cas est presque toujours intéressée ; d'autre part, solliciter celle des masses musculaires en voie de dégénérescence en cherchant en même temps à y réveiller ou à y entretenir la contractilité. Le premier de ces résultats sera obtenu par la galvanisation de la moelle, le second par celle des muscles en dégénérescence. L'électrisation de la moelle devra être prolongée, et l'intensité des courants utilisés peu

(1) Lelorain, (thèse 1872. Paris) nie en partie cette influence salutaire de la galvanisation dans le rhumatisme,

élevée. On pourra employer des courants plus forts pour la galvanisation des masses musculaires ; celle-ci, comme pour la moelle, pourra être prolongée longtemps, ainsi que cela doit se faire toutes les fois que l'on cherche à modifier profondément la nutrition (courants stabiles de Remak). Mais on devra aussi utiliser la galvanisation interrompue (méthode labile), afin d'agir sur la contractitité musculaire. Ce dernier procédé revient, en d'autres termes, à une sorte de faradisation localisée, et c'est pour cela qu'aujourd'hui on conseille habituellement dans ces cas une méthode mixte : la galvanisation et la faradisation.

A propos de troubles nutritifs, nous devons indiquer les résultats obtenus par Beard et Rockwell dans le traitement de certaines dyscrasies constitutionnelles et entre autres de la chlorose et d'autres anémies auxquelles ces deux auteurs ont consacré plusieurs pages de leur long traité. Les effets obtenus en pareille circonstance sont assez favorables. Sur quatorze malades ainsi traités, ils comptent trois guérisons complètes, trois guérisons presque complètes, quatre améliorations notables, deux améliorations médiocres et un seul insuccès ; dans un cas le résultat reste inconnu. Il n'est pas jusqu'aux anémies d'origine organique qui n'aient été aussi améliorées, et ils citent un cas de maladie bronzée d'Addison vraiment des plus favorables (p. 278, Obs. 23). Ce qu'il y a d'intéressant dans l'article de Beard et de Rockell c'est la façon dont ils appliquent la galvanisation. Ils l'emploient sous forme de bains salés ; un pôle est placé dans l'eau, l'autre dans la main du malade. Ce dernier procédé appartient au Dr J.-M. Schweig (1), de New-York (1877), procédé que Fieber a introduit à Vienne e que Beard et Rockell ont contribué à répandre largement.

Voici, suivant ces deux derniers auteurs, quels en sont les principaux avantages : « Elle est dans certains cas plus active que l'électrisation localisée, elle est plus agréable au malade, elle produit une notable et parfois rapide augmentation de la

(1) Voir aussi Gustave S. Weisflog., *Corresp. Blatt fur Schweizer. Aerzte,* n° 14, p. 413, 1877.

musculature, elle améliore le sommeil, augmente l'appétit, régularise la digestion ; par la réglementation des fonctions intestinales, elle favorise les conditions de la circulation, procure un soulagement au nervosisme et à la tristesse morale, une augmentation du volume et de la fermeté des muscles. Elle accroit la tendance et la capacité des muscles et du cerveau au travail. » Nous ne voulons point apprécier ici les nombreux avantages que nous énumèrent Beard et Rockell ; notre inexpérience à ce sujet ne nous le permet pas, mais nous ne pouvons nous défendre en relisant ces lignes d'y trouver comme un regain de ces exagérations contre lesquelles nous avons eu déjà à nous mettre en garde et qui ont failli perdre la galvanisation au commencement du siècle.

Nous terminerons ici ce que nous voulions dire de l'emploi thérapeutique des courants continus.

Plaies et ulcères. — Il nous resterait sans doute, si nous voulions être complet dans ce chapitre, à les étudier encore dans leurs rapports avec les phénomènes de la cicatrisation de plaies : applications thérapeutiques utilisées depuis de longues années dans une but réparateur, ainsi que les observations d'Alibert sur les ulcères scorbutiques ; les tentatives de K. Crussel sur les ulcères variqueux, en font foi, et telles que les publications plus récentes de Golding Bird (*Guy's Hospital Rep.* p. 231, 1876) d'Arnold (thèse de Paris, 1877) et la communication d'Onimus à la Société de biologie (octobre 1877) ont remis la chose en honneur. Nous passerons ces faits sous silence ainsi que d'autres rapportés par Chéron et relatifs au traitement des ulcères du col utérin, car, outre qu'il nous faudrait entrer sur le terrain chirurgical, nous n'aurions à répéter ici que ce que nous avons dit déjà plusieurs fois sur la nutrition générale et sur les influences polaires (1).

(1) A propos de nutrition cutanée, rappelons les observations de R. Reynolds qui aurait vu les taches pigmentaires, les éphélides pigmentaires disparaître sous l'influence du passage des courants.

CHAPITRE II

APPLICATIONS THÉRAPEUTIQUES DES PROPRIÉTÉS CHIMIQUES
DES COURANTS CONTINUS.

En étudiant les propriétés générales des courants continus, nous avons vu qu'au niveau de chaque pôle se produisaient des phénomènes chimiques bien caractérisés. Si l'on fait passer le courant dans de l'eau pure, elle se décompose comme l'avait remarqué depuis longtemps Volta : l'oxygène se porte au pôle positif, l'hydrogène se dégage au pôle négatif. Mais si l'on agit sur un liquide chimiquement plus complexe et contenant des substances salines, des phénomènes nouveaux vont se produire, les acides iront au pôle positif, les bases au contraire se rendront au pôle négatif. Cette action décomposante porte en chimie le nom d'*action électrolytique*.

Or, si l'on considère que les acides ont une influence coagulante, — tandis que les bases ont des effets caustiques, — on ne s'étonnera pas que depuis longtemps les chirurgiens aient cherché à tirer parti, dans la pratique, des propriétés chimiques de l'électricité galvanique. Du reste, dès 1807, Humphry-Davy appliquait ce procédé à la décomposition des tissus animaux. Les travaux d'Oersted, Matteucci, Faraday surtout, contribuèrent plus tard à consolider et à vulgariser la méthode, mais c'est véritablement à Fabré-Palaprat, grand maître de l'ordre des Templiers en Angleterre, qu'il appartenait d'en faire la première application chirurgicale (1828). Bientôt après, Brugnatelli, Everard Home, Prévost et Dumas par leurs expériences mirent en relief l'action coagulante du courant de pile.

Ces différentes recherches n'eurent pas d'application immédiate et il faut venir jusqu'en 1844 pour voir employer d'une façon méthodique les effets chimiques de l'électricité. A cette époque, Crussell de Saint-Pétersbourg préconise l'effet destructif du pôle négatif dans le traitement des tumeurs.

Pendant ce temps, Pravaz (de Lyon), dans ses recherches sur l'élimination des virus, avait déjà remarqué l'effet coagulant du courant électrique sur le liquide sanguin. Alphonse Guérard avait émis l'idée que cette action pouvait servir à la cure des anévrysmes, et Clavel dans sa thèse (1837) avait publié une observation anonyme d'anévrysme heureusement modifié par l'emploi du courant continu. Pétrequin le premier appliqua rigoureusement la méthode au traitement des dilatations anévrysmales, et dans un mémoire adressé en 1845 à l'Académie des sciences il donnait le compte rendu de trois observations d'anévrysme des membres traités de cette façon. — Le premier mémoire de Ciniselli suivit de quelques mois la publication de Pétrequin. Un an plus tard, un second mémoire de Pétrequin, paru dans la *Gazette Médicale* de Paris, venait confirmer les résultats antérieurement annoncés.

En 1852, Baumgarten et Wurtemberg citent l'heureuse influence de l'électrolyse dans le traitement des varices. Bientôt après, une nouvelle publication de Ciniselli, reprenant les recherches de Pétrequin et ses propres observations, met définitivement en relief l'action favorable des courants galvaniques sur la coagulation du sang et érige, en méthode générale la galvano-puncture, dans la thérapeutique des anévrysmes.

Les chirurgiens français ne restent pas en retard sur l'école italienne, et Nélaton utilise les effets chimiques des courants de pile dans plusieurs circonstances. Il les conseille principalement pour la destruction des tumeurs vasculaires ou profondément situées, et en particulier des polypes naso-pharyngiens. Le travail de Nélaton repose sur un certain nombre d'expériences. Broca consacre à la méthode une place honorable dans son *traité des tumeurs* et dans son *traité des anévrysmes*. Julius Althaus, à Londres, en multiplie les applications (1868.)

Bien que ces procédés n'aient pas donné peut-être tous les résultats qu'on en pouvait attendre, ils sont loin d'avoir été tout à fait abandonnés aujourd'hui. En 1873, Rodolfo-Rodolfi publiait encore de nombreuses observations d'hydrocèles guéries par l'électrolyse. Mosingel l'appliquait avec succès dans le traitement des angiomes caverneux. J. Knott en fait le traitement courant des nœvi et Golding Bird, en 1877, la préconise, dans un mémoire intéressant, comme moyen de curation des tumeurs ganglionnaires. Aujourd'hui encore l'électrolyse a donné, entre les mains de quelques chirurgiens de Paris, des résultats importants, (plusieurs observations de Le Fort, A. Tripier, etc.) Le professeur Monoyer, de Lyon, dans une note qu'il a bien voulu nous transmettre, relate des résultats de sa pratique à cet égard et rapporte plusieurs faits de tumeurs érectiles guéries par la galvano-puncture.

Il ne nous appartient pas d'apprécier la valeur de l'électrolyse dans le traitement des différentes affections que nous venons d'énumérer. Pareille tâche est du ressort de la chirurgie. Nous ne saurions nous y arrêter. Toutefois, l'application de l'électrolyse à la cure des anévrysmes mérite de nous occuper sérieusement L'application qui en a été faite, en Italie, par Ciniselli, au traitement des anévrysmes aortiques, et qui semble commencer à se vulgariser en France depuis neuf mois, justifie cette étude. L'histoire de la galvano-puncture intéresse aussi le médecin à un autre titre. Elle touche aux phénomènes si mystérieux encore de la coagulation du sang, et, par cela même, elle est digne de toute notre attention.

Nous avons eu l'occasion de dire déjà comment Pravaz avait constaté l'effet coagulant du pôle positif dans le courant de pile ; nous avons vu les applications pratiques qu'avaientes fait de cette découverte Guérard, Ciniselli, Petrequin. C'est surtout en Italie que la méthode fut soigneusement expérimentée. En effet, dès 1846, était instituée à Gênes une commission composée de Strambio, Quaglino, Tizzoni, Restelli, chargée d'en apprécier la valeur. Le rapport de Strambio, qui contient des expériences de la plus haute importance, sera consulté avec grand fruit.

Les conclusions de la commission furent favorables. Dès lors l'électro-puncture entra dans le champ de la pratique usuelle. Les observations de guérison d'anévrysmes des membres se multiplièrent ; mais personne n'avait encore osé appliquer le procédé aux artères des grandes cavités splanchniques. Ciniselli, en 1856, ne craignit pas de placer les électrodes dans une dilatation anévrysmale de la crosse de l'aorte. Il répéta plusieurs fois ses tentatives, et traça les règles générales du manuel opératoire et de la méthode qui porte son nom. L'opération, telle qu'il la pratique, est relativement simple.

Le procédé de Ciniselli ne tarda pas à se répandre ; son exemple trouva en Italie de nombreux imitateurs. Nous rapportons, du reste, dans le tableau que le docteur Bacchi a dressé dernièrement et que nous devons à l'obligeance de M. Dujardin-Beaumetz, le résumé de vingt et une observations d'anévrysmes aortiques traités en Italie par l'électro-puncture. (Voy. page 142 et 143.)

Jusqu'à ces dernières années, la pratique de Ciniselli était restée comme cantonnée dans la péninsule. C'est seulement depuis 1870 qu'elle a commencé à se généraliser. Anderson (1870), Charlton Bastian (1873), Brown (1873), l'expérimentent en Angleterre. Frantz Fisher (1870) l'applique en Allemagne (1) dans un cas très-avancé d'anévrysme de la crosse de l'aorte.

Bowditch (2) en publia une observation à Philadelphie (1876). Enfin le docteur Dujardin-Beaumetz l'a employée l'année dernière chez un malade de l'hôpital Saint-Antoine ; mais en apportant à la méthode de Ciniselli des modifications sur lesquelles nous aurons à revenir plus tard. Quatre nouvelles aplications ont été faites à Paris, depuis le fait du docteur Dujardin-Beaumetz. Deux appartiennent au docteur Proust, médecin à Lariboisière ; une au professeur Ball, à l'hôpital Saint-Antoine, la dernière au docteur Bernutz, de la Charité.

L'observation de M. Dujardin-Beaumetz, lue à la Société médicale des hôpitaux, le 13 juillet 1877, a été publiée avec de grands détails et d'intéressants commentaires dans les *Bulletins* de la Société. Nous ne saurions donc mieux faire que de renvoyer à ce recueil où le manuel opératoire adopté et les phases de l'opération sont consignés avec le plus grand soin. Nous ne relaterons ici que les faits qui nous intéressent

(1) Anderson, *Lancet* 13 juin 1870; Charlton Bastian, *British med. Journ.*, p. 549 et 620; Brown, *Lancet*, p. 264; Fischer, *Berliner Klin. Woch.*, p. 607 et 609.

(2) Bowditch, *Philadelphia med. Times*, février 1876.

tout particulièrement, et qui sont propres à mettre en relief l'action immédiate de l'életro-puncture.

Tracés pris avant l'opération de la galvano-puncture.

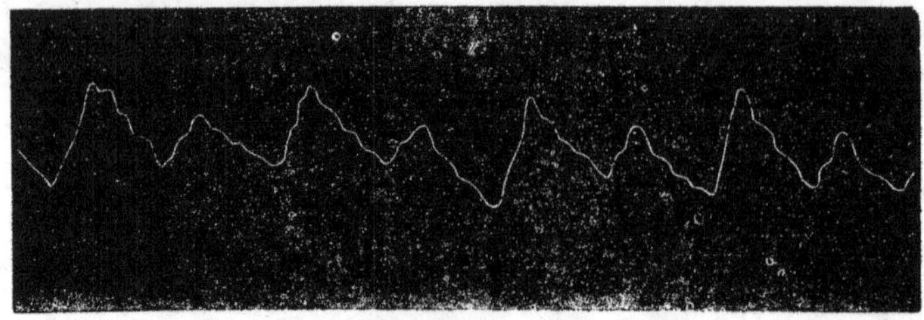

Fig. 15. Tracé pris sur la tumeur, avec le sphygmographe, dans le quatrième espace intercostal.

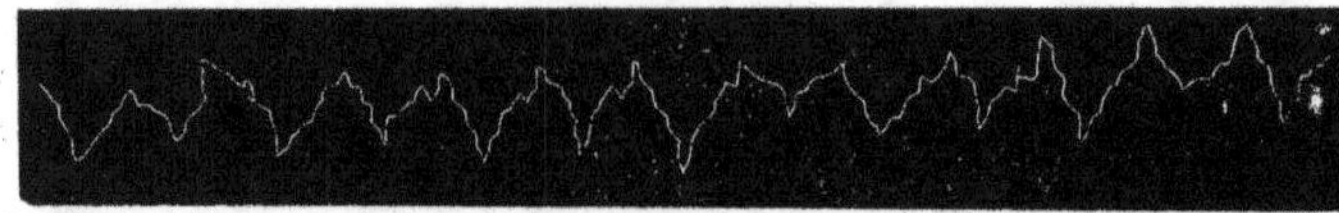

Fig. 16. Tracé pris sur la tumeur, avec le cardiographe, dans le troisième espace intercostal.

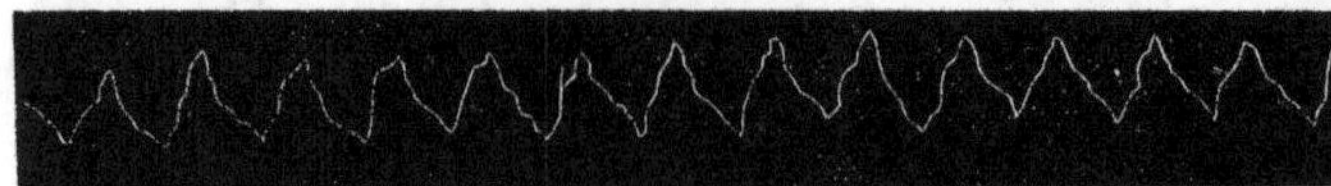

Fig. 17. Tracé pris sur la tumeur, avec le cardiographe, dans le quatrième espace intercostal.

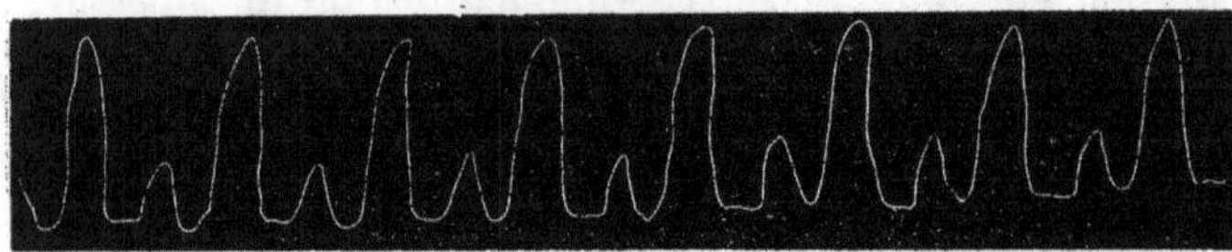

Fig. 18. Tracé pris avec le cardiographe à la pointe du cœur.

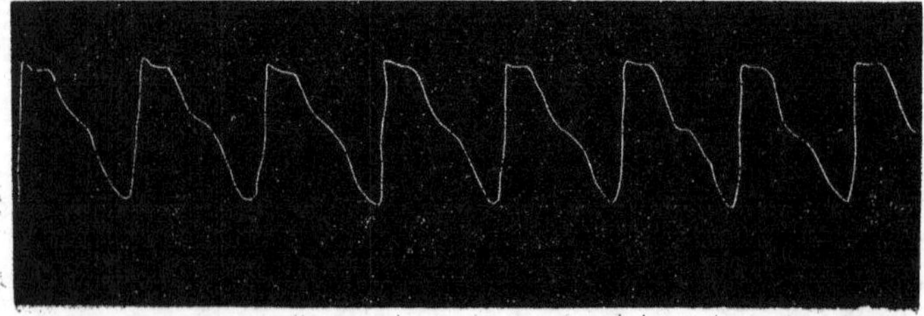

Fig. 19. Tracé du pouls du côté gauche.

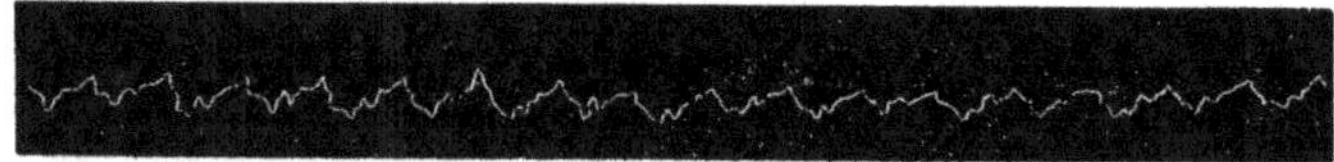

Fig. 20. Tracé pris sur la tumeur, par le cardiographe, dans le troisième espace intercostal.

« Quatre heures après l'opération, on sentait déjà une diminution notable des battements et le malade éprouvait un grand soulagement. Le lendemain, on constatait d'une façon évidente la production d'un caillot au niveau du quatrième espace intercostal, et là où la main, avant l'opération, était vivement soulevée, et où l'on distinguait des battements fort appréciables, c'est à peine si l'on observait des pulsations lointaines et profondes. Dans le troisième espace intercostal, les pulsations, quoique amoindries, se manifestaient encore ; les jours qui suivirent l'opération ne firent qu'augmenter l'amélioration déjà notée. A la date du 10 juillet, le malade ne ressent plus les battements si douloureux qu'il éprouvait autrefois, l'application de la main montre une diminution très-notable dans les battements de la tumeur, et le cardiographe vient compléter ces renseignements en nous montrant une différence très-marquée entre l'intensité des pulsations telles quelles sont aujourd'hui, avec celles que l'on avait obtenues précédemment. Les eschares, sèches, très-peu étendues, qui s'étaient formées autour de chaque piqûre de la peau, sont tombées.

Tracés recueillis après l'opération.

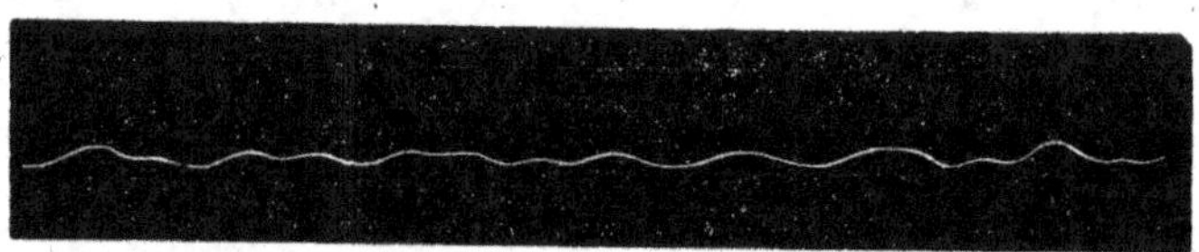

Fig. 21. Tracé pris sur la tumeur, par le cardiographe, dans le quatrième espace intercostal

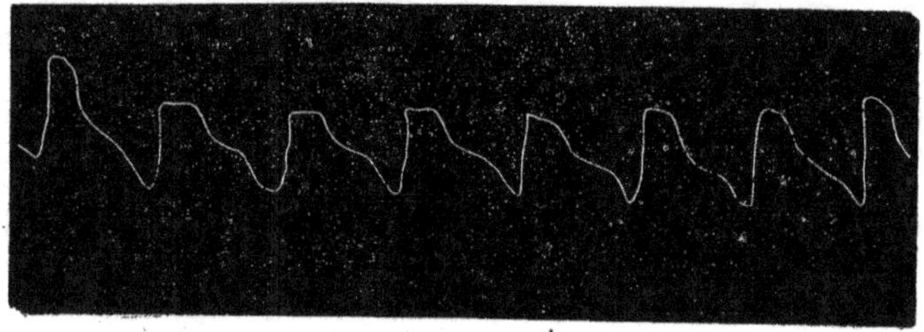

Fig. 22. Tracé du pouls gauche après l'opération.

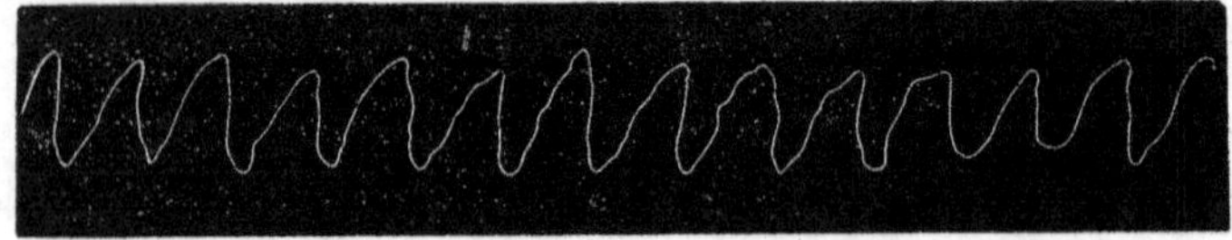

Fig. 23. Tracé pris à la pointe du cœur.

Tous ces signes nous permettaient d'affirmer que, par l'électrolyse, nous avions obtenu la coagulation d'une certaine quantité de sang contenue dans la tumeur, et que la couche ainsi formée vient doubler les parois de la poche; mais cette couche est de peu d'étendue, aussi avons-nous décidé de recourir à une nouvelle application de l'électrolyse... » (Dujardin-Beaumetz.)

Cette seconde opération eut des résultats aussi satisfaisants que la première. Le lendemain on ne percevait presque plus de battements; cette amélioration se maintint les jours suivants; la douleur avait diminué, le malade ne ressentait plus l'oppression si pénible dont il souffrait tant auparavant. Malheureusement, depuis quelques temps déjà, la fibre cardiaque était sérieusement compromise, et tandis que l'amélioration se produisait du côté de l'anévrysme, l'insuffisance cardiaque s'accentuait de plus en plus. Les accidents de l'asystolie s'affirmèrent bientôt, et le malade succomba, le 27 août, au progrès de la lésion du cœur, *sans qu'une seule fois les symptômes d'amélioration du côté de l'anévrysme se soient démentis.*

L'autopsie pratiquée par le docteur Benjamin Anger, fit reconnaître l'existence d'une poche mesurant de 8 à 10 centimètres dans ses différents diamètres communiquant avec l'aorte par un orifice circulaire et régulier, placé au-dessus des valvules sigmoïdes. Cette poche n'avait de paroi propre qu'à sa partie postérieure. La face antérieure est constituée par la paroi thoracique elle-même. Du sang liquide occupe la tumeur, sauf à la partie antérieure où existe un caillot résistant, d'un centimètre d'épaisseur, adhérent à la partie antérieure du thorax et protégeant ainsi les espaces intescostaux et les cartilages, qui commencent à subir une altération très-notable. Le poumon droit est adhérent à cette poche et en double la paroi; l'examen de l'orifice aortique montre qu'il est dilaté et que ses valvules sont complétement insuffisantes.

M. Dujardin-Beaumetz conclut de son observation que l'électrolyse a provoqué la formation du caillot trouvé à l'autopsie; par conséquent, la galvano-puncture est un traitement rationnel des anévrysmes de l'aorte auquel on pourra avoir recours lorsque les autres moyens locaux ou généraux n'auront donné aucun résultat appréciable.

Voici maintenant les deux observations inédites du docteur Proust. Les malades sont encore actuellement à l'hôpital de Lariboisière, et nous avons pu assister nous-même à une séance d'électrolyse sur le second de ces malades dont nous publions l'histoire. Nous y joignons un extrait de l'observation de M. Rivet, publiée dans le numéro de la *France Médicale* du 17 avril 1878 :

Hôpital de Lariboisière. — Service du docteur Proust. — Charles-Auguste, 63 ans, anévrysme de l'aorte traité par la galvano-puncture. — Observations recueillies par M. Berdinel, interne des hôpitaux de Paris.

Cet homme, âgé de soixante-trois ans, est entré dans notre service le 27 octobre ; il a éprouvé des accidents dont le début remonte déjà à sept ans.

C'est pendant l'hiver de 1869 à 1870 qu'il a commencé à ressentir une douleur fixe au niveau de la région précordiale en même temps qu'une dyspnée assez intense qui s'exagérait par les mouvements un peu violents.

Pendant les deux ou trois années qui suivirent, ces phénomènes persistèrent seuls et sans grande modification. Au bout de ce temps, cet homme s'aperçut, par hasard, de l'existence d'une tumeur pulsatile dans la région du dos ; mais il n'y attacha pas d'importance. Aucune amélioration ne paraît avoir suivi l'apparition de cette tumeur à l'extérieur. En effet, l'oppression et la sensation de barre, qu'il éprouvait à la base de la poitrine, étaient aussi violentes. La douleur précordiale persistait : elle s'irradiait dans le dos et le bras gauche et présentait fréquemment des exacerbations, qui étaient prises par son médecin pour des accès d'angine de poitrine. Une vie très-calme et un régime sévère étaient imposés à ce malade par la dyspnée qu'il éprouvait au moindre effort.

Il y a six mois, de nouveaux phénomènes sont venus s'ajouter aux précédents. Ce malade a été pris d'une faiblesse des membres inférieurs, en même temps que de douleurs dans les jambes. La marche est devenue presque impossible, et c'est ce qui a surtout décidé ce malade à venir réclamer nos soins.

État actuel. — Cet homme accuse au niveau du mamelon gauche une douleur sourde, qui s'irradie vers l'épaule gauche et la partie postérieure du bras correspondant. Celui-ci est en outre le siége d'une sensation de froid fort désagréable. Aussi les mouvements en sont-ils douloureux et très-limités.

La dyspnée est peu accusée, lorsque ce malade reste tranquillement couché ; mais elle s'exagère au moindre mouvement qu'il fait dans son lit. Elle ne s'accompagne pas d'accès de suffocation véritable.

La toux est rare et se juge par une expectoration mousseuse et sans caractère.

La voix est bitonale, et cette altération remonte déjà à quatre mois. L'examen laryngoscopique a montré qu'elle était due à une paresse de la corde vocale gauche.

Ces divers troubles fonctionnels n'inquiètent, du reste, que fort peu ce malade ; et il appelle surtout l'attention sur ses membres inférieurs, qui sont, dit-il, paralysés et le font horriblement souffrir. On constate, en effet, chez lui une paraplégie presque complète, avec impossibilité absolue de la marche, et anesthésie cutanée incomplète étendue aux deux membres ; mais ce que l'on remarque surtout chez lui, ce sont des crampes fort douloureuses, qui se produisent au moindre mouvement et surtout pendant l'extension des jambes.

Lorsqu'on recherche la cause de ces phénomenes disparates en apparence, on la trouve assez facilement par l'examen de la poitrine.

On constate, en effet, qu'il existe dans la région scapulo-vertébrale gauche, une tumeur pulsatile qui explique tous les troubles observés.

Cette tumeur, qui soulève la peau et fait une saillie assez accusée, est animée de battements visibles à l'œil et facilement appréciables au toucher. Elle est, en outre, le siége d'un mouvement d'expansion très-manifeste. Son étendue est considérable : elle s'étend, en effet, de la première à la sixième vertèbre dorsale, et répond, en dehors, à la fosse sus-épineuse et à la moitié supérieure de la fosse sous-épineuse ; en dedans aux apophyses épineuses contre lesquelles elle est absolument accolée. Sa longueur est de $0^m,10$, sa largeur de $0^m,8$, son diamètre diagonal de $0^m,12$. C'est donc sur un espace de $0_m,80$ carrés que ces battements sont perçus. La tumeur est absolument mate à la percussion. La peau est saine à ce niveau ; mais elle paraît séparer seule la tumeur de l'extérieur, ainsi que l'on peut s'enassurer en la soulevant avec les doigts.

Lorsqu'on vient à ausculter cette tumeur, on entend un double bruit de battement : le premier éclatant et sonore, le second beaucoup plus sourd. Aucun bruit de souffle n'est perçu à ce niveau. Mais ce n'est pas seulement dans la région du dos que ces divers phénomènes sont appréciables. En explorant la cavité de l'aisselle gauche, on constate en un point très-limité, au niveau du deuxième espace intercostal, près du bord inférieur du grand pectoral, un battement analogue au précédent et que l'on perçoit aussi bien par le toucher que par l'auscultation. De plus, à la partie antérieure de la poitrine, vers la partie moyenne du premier espace intercostal, immédiatement sous la clavicule gauche, on trouve un autre centre de battement, facilement perceptible au toucher : ces battements se prolongent vers l'aisselle correspondante. Mais on ne peut les suivre jusque-là, à cause de la masse musculaire des pectoraux. Ce centre de battements est distinct de celui du cœur dont la pointe bat derrière les sixième et septième côtes. La percussion pratiquée dans la région précordiale permet de constater une légère augmentation de la matité du cœur en même temps que de la matité au niveau du premier espace intercostal au point précédemment indiqué. Quant à l'auscultation, elle nous révéle les particularités suivantes : les deux bruits du cœur sont forts et éclatants. On les distingue très-bien, et ils ne sont point remplacés par des bruits de souffle. De plus, dans le premier espace intercostal, au niveau du centre de battements, on entend un bruit de battement qui est distinct de celui du cœur et qui se produit dans la tumeur pulsatile.

L'examen des poumons montre que la respiration est très-diminuée à gauche, tandis qu'à droite elle conserve son amplitude normale. La sonorité est complète dans toute leur étendue.

L'exploration des artères périphériques est peu instructive.

Au niveau du creux sous-sternal le doigt, recourbé en crochet sent une pulsation très-superficielle. Le pouls des carotides et des fémorales ne présente aucune différence à gauche et à droite. Il en est de même des deux sus-clavières. Cependant le pouls radial gauche est un peu plus faible que celui de droite, et ce fait est surtout appréciable au sphygmographe. (Voy. page 130.)

Le système nerveux ne présente aucune altération. Il n'existe d'œdème en aucun point du corps. Cependant, à la partie antérieure gauche du thorax, on observe le développement d'une circulation veineuse collatérale.

En dehors des troubles que nous venons d'indiquer, on ne constate rien de particulier du côté des autres appareils.

Le malade a encore un certain embonpoint et n'a pas du tout maigri. Cependant son facies est pâle, décoloré et reflète assez bien celui qu'on observe dans les affections aortiques.

Les signes que nous venons d'indiquer prouvent surabondamment qu'il s'agit ici d'une tumeur anévrysmale de l'aorte; cette tumeur est considérable; car elle fait sentir ses battements dans l'aisselle sous la clavicule. Elle occupe donc toute la partie supérieure gauche de la cage thoracique, refoulant le poumon gauche dont elle gêne l'expansion, et comprimant d'autre part la moelle, après avoir usé les corps vertébraux. Cette tumeur siége, selon toute vraisemblance, à l'union de la crosse et de la portion thoracique de l'aorte, au delà de la naissance de la sous-clavière gauche. Si, en effet, elle siégeait en deçà, il est vraisemblable qu'on eût observé une compression de la carotide gauche et une différence dans les pouls carotidiens ; ce qui n'existe pas. D'autre part, on n'observe aucun bruit de souffle au cœur ; il n'y a donc point d'insuffisance aortique, ce qui permet d'exclure l'idée d'un anévrysme de la crosse aortique elle-même.

Cette dernière considération rend le pronostic un peu moins sévère, et elle justifie l'intervention thérapeutique active qui a été mise en usage, c'est-à-dire l'électro-puncture, d'après la méthode de Ciniselli. Cette intervention est indiquée dans le cas actuel, par l'envahissement progressif du canal vertébral et par les douleurs vives qui résultent de la méningite spinale concomitante. Aussi est-ce cette dernière considération, qui a surtout guidé M. Proust dans le manuel opératoire : il a cherché, en rapprochant ses aiguilles le plus près possible de la colonne vertébrale à déterminer la formation d'un caillot protecteur du côté de la moelle.

Nous ne décrirons pas le manuel opératoire, qui est absolument le même que celui que M. Dujardin-Beaumetz a employé dans un cas récent et qui a été publié *in extenso* dans le *Bulletin de thérapeutique*, du 15 juillet 1877. Nous dirons seulement que les deux aiguilles capillaires enfoncées dans la tumeur ont été placées à 1 centimètre et demi de la ligne des apophyses épineuses, puis placées en relation avec le pôle positif de la pile de Gaiffe. Le pôle négatif était en contact avec la cuisse.

Toute l'opération a été conduite avec succès et sans encombre, grâce à l'appareil perfectionné que M. Gaiffe avait mis à notre disposition.

12 *octobre*. — Le soir de l'opération, on constatait une sorte d'éréthisme de la tumeur ; celle-ci était plus saillante ; les battements plus forts ; cependant les symptômes inflammatoires furent peu intenses et ne tardèrent pas à s'apaiser, pour faire place à une diminution des battements.

En effet, trois jours après, on pouvait constater avec le cardiographe que l'amplitude des battements était moins considérable et les battements eux-mêmes un peu moins forts quand on les recherchait avec la main.

Huit jours après, la paroi interne du sac paraît épaissie, et le choc de l'anévrysme de moins en moins fort.

30 *octobre*. — Persistance de l'amélioration obtenue ; de plus, le malade qui ne pouvait marcher et était entièrement paraplégique, a pu se lever et faire le tour de son lit. Les crampes douloureuses ont beaucoup diminué dans les jambes.

13 *novembre*. — Un mois après la précédente, deuxième électro-puncture : quatre aiguilles sont enfoncées au centre même de la

tumeur et mises en contact avec le pile, pendant dix minutes chacune.

Pendant les premiers jours, qui suivent cette opération, on constate les mêmes phénomènes d'éréthisme que la première fois ; puis tout se calme et une amélioration assez sensible devient perceptible du dixième au quinzième jour après l'électro-puncture. La poche bat encore moins fort et le cardiographe révèle cette nouvelle amélioration.

Mais l'état des jambes ne s'est pas modifié ; quoique le malade puisse faire quelques pas, sa paraplégie persiste encore.

L'auscultation ne révèle que des modifications insignifiantes dans la tumeur anévrysmale ; par instant on croit entendre un léger bruit de souffle au premier temps, vers la partie supérieure de la tumeur dorsale. En ce point les battements ont un timbre métallique assez éclatant. En avant, sous la clavicule, on entend un souffle léger au premier temps.

La température prise au niveau de la tumeur et en un point correspondant du côté opposé, donne une différence de 6 dixièmes de degré en faveur du côté malade qui marque 34.4 ; (l'autre marque 33.8). Cette température a été prise à plusieurs fois, mais non pas dans les premiers jours qui ont suivi l'opération ; toujours la même différence a été retrouvée.

12 *décembre*. — Troisième séance d'électro-puncture. Les mêmes phénomènes d'éréthisme se sont reproduits, mais avec une telle intensité, qu'à un moment donné, on a pu croire soit à une inflammation véritable, soit à une rupture ou à un épanchement sanguin sous la peau. La poche anévrysmale était extrêmement saillante; les battements se faisaient sentir avec énergie. Une sorte d'empâtement diffus simulait à s'y méprendre une exhalation sanguine.

Dès le lendemain, ces phénomènes étaient déjà moins accusés, et ils s'atténuaient de plus en plus, au point que, quinze jours après l'opération, une nouvelle amélioration était devenue très-sensible.

31 *décembre*. — Actuellement, la poche anévrysmale est plate. Le mouvement d'expansion y est beaucoup moins accusé, les battements moins forts. Le doigt donne la sensation d'un épaississement de la coque anévrysmale, et, de plus, il permet de constater l'existence de petites nodosités sur le trajet des aiguille. Les phénomènes sthétoscopiques restent les mêmes.

5 *février* 1878. — Une quatrième séance a eu lieu le 5 février : les aiguilles ont été appliquées, et le courant a été mis 15 minutes sur chacune (en trois reprises). Les phénomènes signalés dans les autres séances se sont encore montrés. Eréthisme, chaleur, pendant deux jours.

Les crampes des cuisses sont revenues très-vives, surtout dans la cuisse droite. Le malade ne peut plus quitter son lit.

7 mars. — Cinquième séance d'électrolyse.

Les mêmes phénomènes se reproduisent.

Les crampes persistent et s'accompagnent de douleurs très-vives sur le trajet du sixième nerf intercostal gauche.

Depuis quelques jours, toux persistante, avec expectoration aqueuse abondante.

25 mars. — L'état général est devenu très-mauvais; le malade se plaint de douleurs intolérables; il est abattu, anxieux; pas de fièvre cependant, ni nouveau phénomène appréciable.

Voici le texte d'une note que nous a remise M. le docteur François Frank, avec les tracés ci-joints.

Le principal intérêt de l'examen fait sur le malade avec les appareils enregistreurs consiste dans la comparaison des expansions de la tumeur dorsale avec le pouls des différentes artères.

Le 20 mars, on n'a pu explorer que les pouls carotidiens droit et gauche en même temps que la tumeur. Le pouls huméral et le pouls fémoral seront examinés plus tard.

1° — L'anévrysme ne siége pas sur la portion ascendante ni sur la portion transversale de la crosse; car le pouls carotidien ne présente par le retard exagéré qu'il présente toujours quand la tumeur est placée en amont de l'origine des carotides;

2° — Il est possible que le point de départ de la tumeur soit au niveau de l'origine de la portion descendante de la crosse, car le pouls radial du côté gauche ne présente d'autres signes que ceux de l'athérome et n'est pas modifié comme il le serait si la sous-clavière gauche était intéressée;

3° — Il y a synchronisme entre le début de l'expansion de la tumeur et le début de la pulsation carotidienne gauche : ce qui prouve que l'origine de la tumeur est séparée de l'orifice aortique par une distance *sensiblement* égale à celle qui existe entre le point exploré de la carotide et le même orifice. Par conséquent, en tenant compte de la courbure de l'aorte, on pourrait admettre, pour cette nouvelle raison, ce qui a été admis pour la raison n° 2 : l'anévrysme communique avec l'aorte au niveau de la partie initiale de la portion descendante;

4° — Un autre motif pour faire considérer la sous-clavière gauche comme située au-dessus de la tumeur, c'est que, quand on comprime avec la main la saillie dorsale et qu'on laisse ensuite la poche revenir brusquement sur elle-même, le pouls radial gauche n'est pas modifié. Mais la pulsation des fémorales s'atténue notablement au moment de cette décompression de la poche, si elle coïncide avec une systole du cœur. Ce fait s'explique facilement si l'on remarque que le sang destiné à la partie inférieure de l'aorte est retenu au passage par l'aspiration qu'exerce la décompression brusque de la poche anévrysmale,

Mais le pouls fémoral ne disparaît pas complétement. — Ceci a son intérêt, car on y a la preuve que la tumeur fait dans le thorax une saillie au moins aussi considérable qu'à l'extérieur; la seule partie accessible de l'anévrysme ne suffit pas à retenir le sang de l'aorte quand on décomprime;

5° — La forme de la pulsation de la tumeur rappelle tout à fait celle du pouls aortique du cheval : ce qui affirme davantage encore le diagnostic : anévrysme de l'aorte. Mais il y a dans cette pulsation de la tumeur un accident important à noter, c'est le signe de la clôture des valvules sigmoïdes, ce qui exclut d'idée d'insuffisance aortique (Docteur Frank).

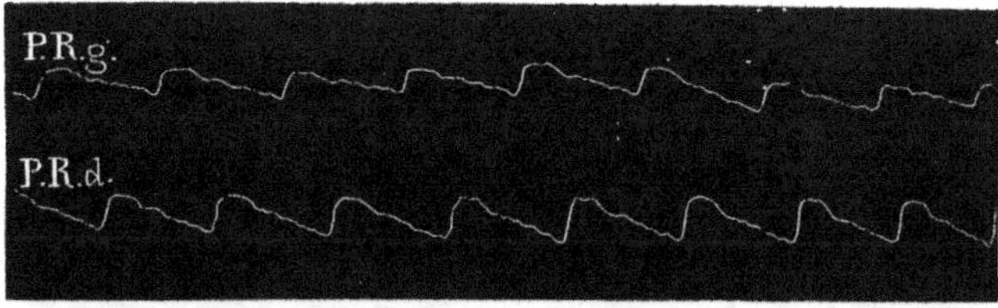

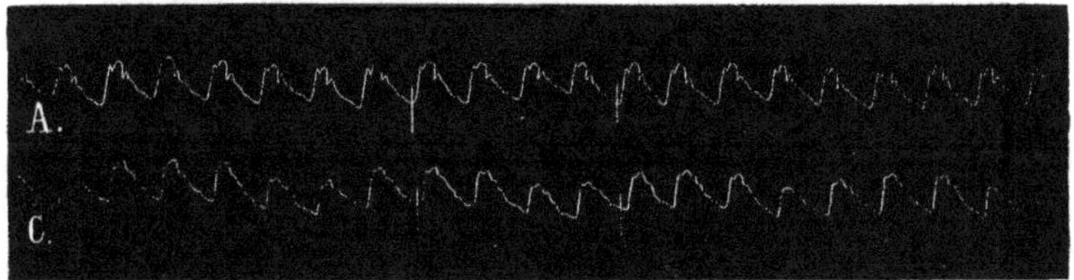

Fig. 24-25. Synchronysme des pulsations de la carotide C et des battements de la tumeur A.

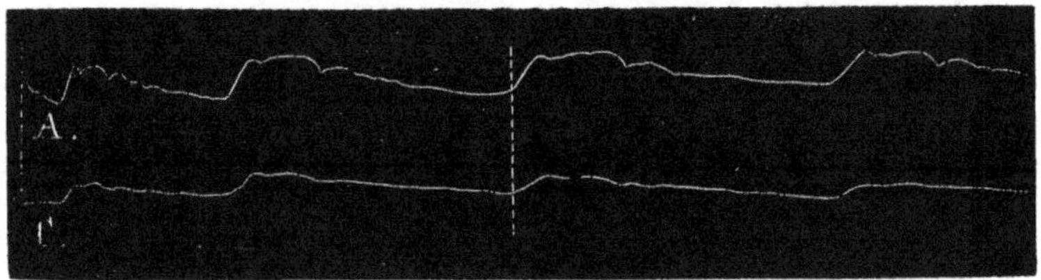

Fig. 26. — Même tracé. Rotation des cylindres plus rapide.

1er *avril*. — L'état général est toujours mauvais, mais sans fièvre. Le malade se plaint d'étouffements; il est tourmenté par une toux pénible presque continue; il est très-abattu.

Un nouveau centre de battements a fait depuis peu son apparition immédiatement au-dessous de la pointe de l'omoplate. L'ancienne tumeur est un peu augmentée de volume; les battements y sont plus énergiques, et la peau un peu chaude à ce niveau (1).

Hôpital de Lariboisière. — Service du docteur Proust. — Anévrysme de la crosse de l'aorte. — Galvano-puncture. — Observation due à l'obligeance de M. Berdinel, interne des hôpitaux.

Ce malade, qui est pâle et amaigri, se plaint depuis quelque temps de douleurs lancinantes dans le côté droit de la poitrine et dans la partie postérieure de l'épaule droite, douleurs qui vont s'irradiant dans le bras droit, et qui s'accompagnent de fourmillements dans la main. Il se présente à nous comme atteint de palpitations et de déplacement du cœur.

Il a une petite toux sèche, continue, ne présentant point le caractère laryngien, et qu'il dit déterminée par une sorte de gêne, comme par un obstacle à la partie inférieure de la trachée. L'expectoration est formée de sang presque pur, à moitié caillé, présentant l'aspect de petites masses de viande crue, très-récemment hachée : en vingt-quatre heures, il remplit à peine le fond de son crachoir.

Il n'y a pas de dyspnée, la voix est nette et bien timbrée ; l'apyrexie est complète.

Voici les résultats que donne l'examen de la poitrine :

En avant, du côté droit, il existe une légère voussure, formée surtout par la quatrième côte, vers son articulation chondrale.

La main, appliquée à plat, perçoit dans toute cette région un double battement rhythmique, rappelant absolument le battement précordial, mais un peu plus intense ; on sent un léger mouvement expansif, mais pas de frémissement. En examinant le thorax à jour frisant, on voit toute cette zone soulevée en masse par des pulsations isochrones à la systole cardiaque.

La percussion donne sous la clavicule un son plus mat qu'à l'état normal ; à deux travers de doigt au-dessous commence une zone de matité absolue s'étendant jusqu'au niveau du mamelon ; au-dessous une zone un peu plus sonore, de deux travers de doigt, la sépare de la matité hépatique. — En travers, la matité s'étend depuis la ligne mamelonnaire jusqu'au bord droit du sternum. — Du côté gauche, le son de percussion est partout normal, peut-être exagéré. La région précordiale est elle-même à peine moins sonore. Les battements du cœur sont faiblement sentis à la palpation ; la pointe bat au-dessous

(1) Le malade est mort depuis. Le diagnostic porté pendant la vie s'est trouvé complétement vérifié. — De plus au niveau des points d'application des électrodes on a trouvé des caillots fibrineux lamellaires, absolument durs.

du mamelon. — La percussion des gros vaisseaux au niveau du sternum ne donne qu'une submatité à peine appréciable.

L'auscultation, au côté droit du thorax fait entendre un double bruit, rappelant à s'y méprendre les bruits du cœur : on dirait réellement un second cœur placé à droite. Le premier bruit est un peu enroué et s'accompagne d'un souffle léger dont le maximum est à la partie inférieure et externe de la zone dc matité, au niveau du mamelon droit (1) ; dans les autres points, il n'est ni facilement, ni constamment perçu. — A gauche, la respiration est puérile sous la clavicule. — Les bruits du cœur sont faibles, ne présentant aucune modification de rhythme ou de timbre ; l'orifice aortique, particulièrement, ne paraît pas altéré. Vers la pointe du cœur, on entend un frottement léger, rappelant le froissement de la neige.

En arrière, le thorax ne présente aucune déformation ; la palpation n'y révèle rien d'anormal, et les vibrations de la voix ne sont ni augmentées ni diminuées. — Du côté droit, on trouve à la percussion une petite zone de matité, de la grandeur d'une pièce de 5 francs, un peu en dedans du bord spinal de l'omoplate, à l'union du tiers supérieur avec les deux tiers inférieurs. En ce point, on entend à l'auscultation un souffle lointain, de timbre un peu aigre, nettement respiratoire et coïncidant avec l'expiration. En suspendant la respiration, ce souffle disparaît et on n'entend plus que l'écho des battements de la partie antérieure. — Dans le reste du poumon droit, aucun bruit anormal.

A gauche, la percussion ni la palpation ne font constater rien d'anormal ; la respiration est rude dans les deux tiers inférieurs du poumon ; et au niveau de la bifurcation des bronches, on entend une sorte de souffle, accompagné d'un petit sifflement lointain, comme dans les cas de compression au niveau du hile.

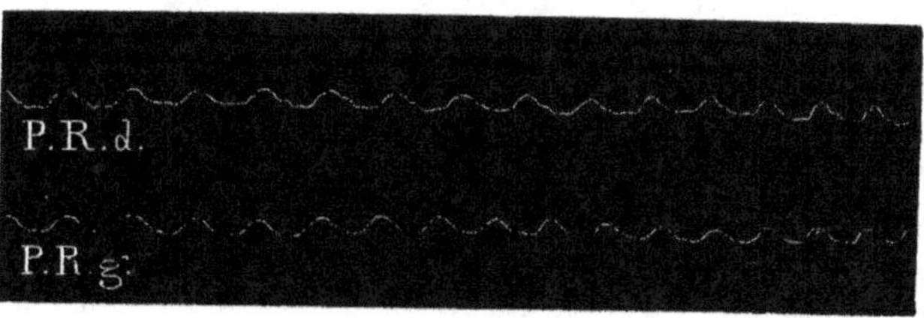

Fig. 27.

Il n'y a pas de souffle dans le trajet de l'aorte, ni dans les vais-

(1) On l'entend aussi très-nettement au troisième espace intercostal sur le bord droit du sternum.

seaux du cou ; les bruits du cœur (ou du centre droit de battements) retentissent très-fort dans la carotide droite.

Le pouls est faible dans les radiales, mais ne présente pas de différence d'un côté à l'autre.

Du côté de l'appareil digestif, il n'y a à noter que la perte de l'appétit, ayant coïncidé avec le début des accidents.

Aucun symptôme céphalique, pas de troubles oculo-pupillaires.

Dans aucun point on ne trouve de ganglions hypertrophiés.

Il n'y a d'œdème nulle part ; l'urination est normale.

Le malade n'accuse d'autre douleur que des élancements dans le côté droit du thorax, et vers le bord spinal de l'omoplate droite ; ces douleurs sont exaspérées par la toux. Dans l'avant-bras droit et surtout dans la main, il y a des fourmillements douloureux, « des impatiences. »

Nous devons noter en outre que, depuis un an, une froideur génitale absolue a remplacé une certaine ardeur ; deux ou trois fois seulement des rêves sont accompagnés de pollutions nocturnes suivies d'une grande faiblesse.

Voici maintenant pour éclairer notre diagnostic ce que nous relevons dans les antécédents du malade :

On ne retrouve chez lui aucune diathèse héréditaire ou acquise. Il a toujours joui d'une bonne santé et a deux enfants très-bien portants ; il en a perdu un à l'âge de trois mois.

La profession d'interprète ne lui cause pas beaucoup de fatigue, mais l'oblige quelquefois à prendre des liqueurs alcooliques sans beaucoup de mesure. C'est surtout pendant un séjour de quinze mois qu'il a fait à New-York que le cas s'est présenté : du reste ses artères sont un peu athéromateuses.

Comme hygiène, il n'y a pas eu de privations ni d'excès, mais il a peut-être abusé du café comme boisson.

Il y a deux ans, il fut pendant six mois en proie à un très-violent chagrin.

Il y a dix-huit mois, il reçut un coup de timon de voiture dans la région précordiale ; cet accident léger fut suivi de douleurs dans cette région, douleurs qui cédèrent facilement à des révulsifs. Mais à partir de ce moment, il commença à maigrir, il perdit l'appétit, ses forces diminuèrent. En même temps se montrèrent quelques douleurs lancinantes dans le thorax et dans l'épaule du côté droit, sans qu'aucune modification de ces régions ait frappé son attention.

Il y a trois mois, il éprouva dans le bras droit, à deux ou trois reprises, une douleur vive, subite, survenant sans cause appréciable et disparaissant de même au bout de quelques minutes.

Vers la même époque, à la suite d'une journée très-fatigante (il avait beaucoup de palpitations, et il venait de monter aux tours de Notre-Dame), il est pris tout d'un coup dans la rue d'un malaise indéfinissable. Il a une sorte de barre qui l'écrase vers le haut de la poitrine ; il est anxieux, et il a grand peine à faire un très-court trajet pour rentrer chez lui. Il n'a pas cependant d'étouffement, il peut parler et respirer à l'aise, et la crise s'apaise au bout de quelques heures.

Cependant son état général allait toujours empirant, l'appétit ne revenait pas, il se sentait fatigué. Le jour de Noël, il expectore un gros caillot sanguin, et c'est là le commencement de cette sorte d'hémoptysie qui dure encore au moment de son entrée.

Depuis son entrée dans les salles, les crachements de sang se sont supprimés ; mais la cachexie a fait des progrès. Le malade est très-faible, et aujourd'hui (20 janvier), la respiration est courte et la parole entrecoupée. Il n'y a pas d'autre modification dans son état.

15 février. — Depuis une huitaine de jours, des douleurs lancinantes se sont montrées dans la région précordiale et dans le bras gauche, absolument semblables à celles que le malade éprouvait déjà du côté droit, lesquelles persistent toujours. La dyspnée habituelle continue avec des alternatives très-irrégulières de plus et de moins. L'état général est toujours précaire.

1er mars. — L'état général s'est considérablement amélioré dans ces derniers temps ; le malade peut se lever un peu. Pas de changement dans l'état local.

7 mars. — On a fait une séance d'électrolyse avec l'appareil de M. Gaiffe. Deux aiguilles sont enfoncées dans le point le plus pulsatile, l'une au-dessus, l'autre au-dessous de la troisième côte en avant. On fait passer le courant deux fois cinq minutes dans chaque aiguille ; l'opération est très-bien supportée.

15 mars. — Le malade a été soulagé à la suite de la séance d'électro-puncture. La respiration se fait plus librement et son facies est moins anxieux ; l'état général continue à être bon. Comme modifications locales, il faut noter une sensible diminution dans l'intensité des battements perceptibles à la main ; le bruit de souffle est aussi très-atténué.

2 avril. — Nouvelle séance d'électrolyse. — Trois aiguilles ont été enfoncées : l'une dans le second espace intercostal droit à 2 centimètres environ du bord droit du sternum ; les deux autres dans le troisième espace, l'une à 3 centimètres, l'autre à 7 ou 8 centimètres du sternum. Le courant a passé deux fois cinq minutes dans chaque aiguille, toujours d'après le procédé déjà employé et décrit par M. Dujardin-Beaumetz. Le malade s'est plaint de quelques douleurs. Pas d'incident.

4 avril. — La région de l'anévrysme est toujours le siége de douleurs spontanées vives ; depuis deux jours les battements sont un peu plus tumultueux. Du reste, depuis la séance d'avant-hier, le malade se plaint d'un peu d'essoufflement, et les battements du cœur sont beaucoup plus précipités. Le souffle n'a pas reparu. A la base du poumon droit on entend quelques frottements secs, simulant des râles sous crépitants.

Anévrysme de l'aorte. — Traité par la galvano-puncture, notable amélioration. — Observation de M. Rivet (service du professeur Ball.), (Extrait de la *France Médicale*).

X... cordonnier, âgé de quarante-cinq ans , depuis trois ans éprouve de l'oppression. surtout dans le décubitus dorsal; crachement de sang. A son entrée, cyanose marquée des lèvres et des oreilles. Un peu d'exophthalmos double. Dilatation anormale du système veineux : dans la moitié supérieure du corps, la poitrine est couverte de veines variqueuses plus accusées à droite qu'à gauche. Cette dilatation anormale du système veineux, accusant la formation d'une circulation en retour supplémentaire, fait émettre à M. Ball l'hypothèse d'une compression en masse de l'oreillette droite, qui aurait pour résultat une gêne circulatoire dans les deux veines caves supérieure et inférieure. Douleurs névralgiques du côté droit et dyspnée : les vomissements glaireux, avec quelques stries sanguinolentes, vomissements qui provoquent des efforts, prouvent de la compression du côté de l'œsophage.

Le thorax présente une voussure en masse plus accusée vers la droite. Par la palpation, double centre de battements. A droite, c'est le cœur lui-même qui semble battre et donner la sensation du choc de la pointe dans le troisième espace intercostal à 5 cent. de la ligne médiane du sternum. A gauche le choc de la pointe est très-faible.

La percussion révèle en avant l'existence d'une matité anormale; à partir de la ligne médiane : 7 centimètres sur la seconde côte, 11 sur la troisième, 10 sur la quatrième. En arrière, on perçoit à l'auscultation les battements de la tumeur. Bruits du cœur faibles : souffle au second temps. Dans toute la zone de matité, l'oreille perçoit un battement rhythmé avec quelques intermittences. Maximum dans le troisième espace intercostal à 5 centimètres de la ligne médiane.

M. Ball porte le diagnostic : de tumeur anévrysmale très-volumineuse de la portion ascendante de la crosse de l'aorte, occupant la plus grande partie du côté droit de la poitrine et communiquant avec l'aorte par un orifice assez étroit.

Traitement par l'électrolyse, 28 février 1878, 1ʳᵉ *opération*, par le procédé de Ciniselli modifié. Le pôle négatif est placé sur la partie supérieure de la cuisse : le pôle positif est mis alternativement en communication avec la tumeur au moyen de deux aiguilles, la première enfoncée dans le second espace intercostal à 7 centimètres de la ligne médiane et à 5 centimètres de profondeur, la seconde dans le troisième espace. Le malade a un peu souffert de l'opération ; mais le lendemain il accuse moins d'oppression. Bruit de souffle moindre : les mouvements d'expansion de la tumeur sont aussi énergiques. Les nuits sont plus calmes, les douleurs névralgiques moins fortes, facies moins congestionné. En somme légère amélioration.

19 mars, 2ᵉ *opération*. Trois aiguilles : les deux premières dans le second espace, la troisième dans l'espace intercostal au-dessous.Chaque aiguille est mise en rapport avec le pôle positif à deux reprises et pendant 5 minutes chacune.

Le lendemain et les jours suivants le sommeil est revenu, l'oppression est insignifiante : les veines du cou, de la poitrine et du ventre ont repris à peu près leur volume normal, l'impulsion de la tumeur est sensiblement moins forte.

Amélioration qui ne s'est pas démentie.

Pendant le passage du courant à travers l'une des aiguilles, nous avons vu se produire des contractions assez violentes des muscles du thorax, accompagnées d'une vive douleur. Ces accidents étaient évidemment dus à une série de courants interrompus, dont la cause a été découverte dans une adaptation incomplète de l'aiguille avec la tige métallique qui termine le fil conducteur. Il faut donc s'assurer du contact parfait des deux extrémités, la présence de courants interrompus étant susceptible de compliquer gravement peut-être une opération que nous croyons bien inoffensive par elle-même.

Pour compléter l'observation, voici les résultats obtenus par le cardiographe et le sphygmographe. Ils sont dus au Dʳ Franck.

Fig. 28. — Examen simultané des pulsations du cœur (creux épigastrique) et des expansions de la tumeur (3ᵉ espace).

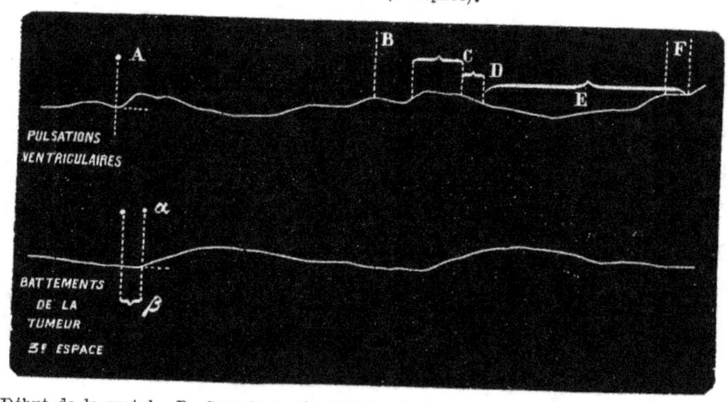

A Début de la systole. B. Systole de l'oreillette. C. Systole ventriculaire. D. Relâchement
E. Diastole. F, Systole de l'oreillette.

α. Début de l'extension de la tumeur.

β. Retard du battement de la tumeur dès le début de la systole cardiaque c. 0,05 de secondes.

Ces premiers tracés nous apprennent qu'il existe entre le début de la systole cardiaque et le début de l'expansion de la tumeur un intervalle de 5 0/0 de seconde apprécié par les vibrations d'un diapason. Il n'est donc pas douteux qu'on ait affaire à une tumeur artérielle en communication avec l'aorte et recevant du sang un certain temps après le début de la systole ventriculaire.

Lorsque nous faisons l'examen simultané des pulsations du cœur et de l'expansion des vaisseaux des deux mains nous obtenons pour chaque main deux tracés où mathématiquement le début de l'expansion des vaisseaux pour chaque main retarde de 11 p. 100 de seconde sur le début de la systole cardiaque (fig. 29 et 30). Ce retard étant retrouvé le

Fig. 29. — Examen simultané des pulsations du cœur et des expansions des vaisseaux des deux mains. *Même retard* à droite et à gauche.

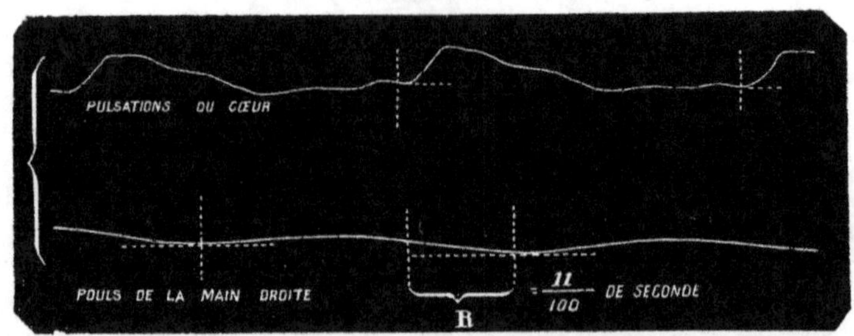

Double tracé recueilli avec une vitesse de rotation du cylindre de 42 cent. en 10 secondes. Le début de l'expansion des vaisseaux de la main gauche retarde de 11 centièmes de secondes sur le début de la systole cardiaque.

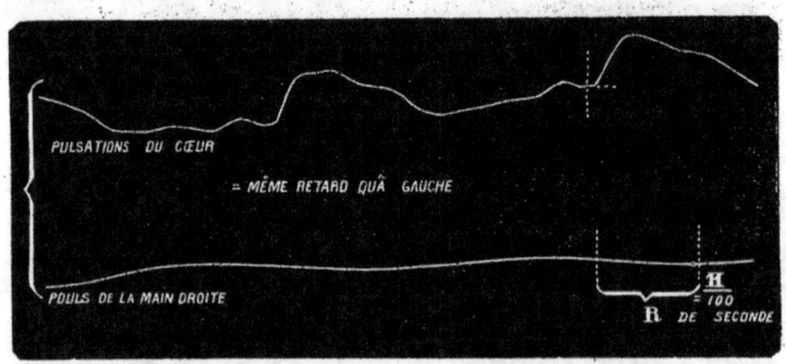

Fig. 30.

Double tracé simultané Vitesse de rotation 42 cent. en 10 secondes. Retard de l'expansion des vaisseaux de la main droite sur le début de la systole cardiaque 11 centièmes, égal à celui de la main gauche.

même à droite et à gauche, M. Franck croit pouvoir conclure que l'on n'a pas affaire à un anévrysme du tronc brachio-céphalique. Ce symptôme, qui peut avoir une véritable valeur clinique a été retrouvépar lui chez d'autres malades atteints d'anévrysmes de la crosse de] l'aorte.

Les tracés du cœur et de la tumeur, pris après les deux séances d'électro-puncture n'ont pas donné de différences assez sensibles pour qu'ils méritent d'être indiqués.

Il n'en a pas été de même pour les deux pouls pris au sphygmographe Marey, avant et après l'électrolyse, et d'abord avant l'opération : sur une série de tracés pris à des jours différents, on retrouve les mêmes caractères essentiels suivant que l'on considère le pouls gauche ou le pouls droit. A droite la ligne d'ascension, moins verticale, monte, pour ainsi dire, plus péniblement et se termine par une courbe, avant la descente. (Fig. 31). A gauche au contraire, la ligne d'ascension, plus

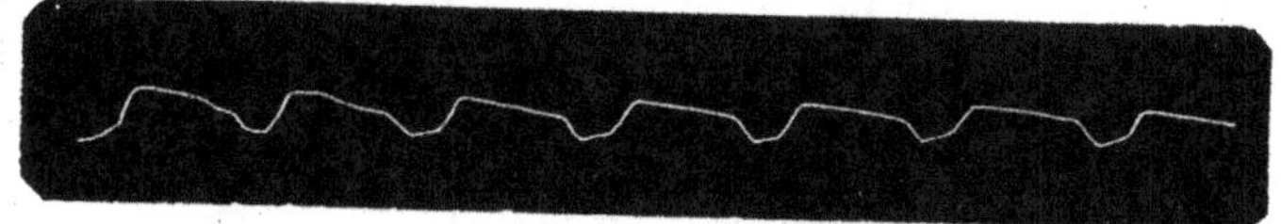

Fig. 31. — Tracé pris avant l'opération ; pouls droit.

verticale, est suivie d'un plateau très-bien marqué et a une tendance à former un crochet avec les caractères du pouls de l'insuffisance aortique. (Fig. 32.)

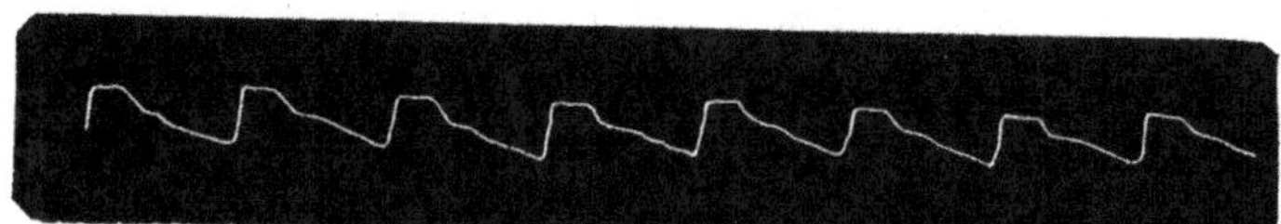

Fig. 32. — Tracé pris avant l'opération ; pouls gauche.

Après les deux séances d'électrolyse, les pouls des deux mains affectent les mêmes caractères au point de pouvoir être pris indifféremment l'un pour l'autre ; c'est-à-dire que le pouls de la main droite a pris sur les tracés la forme de celui de la main gauche. (Fig. 33 et 34).

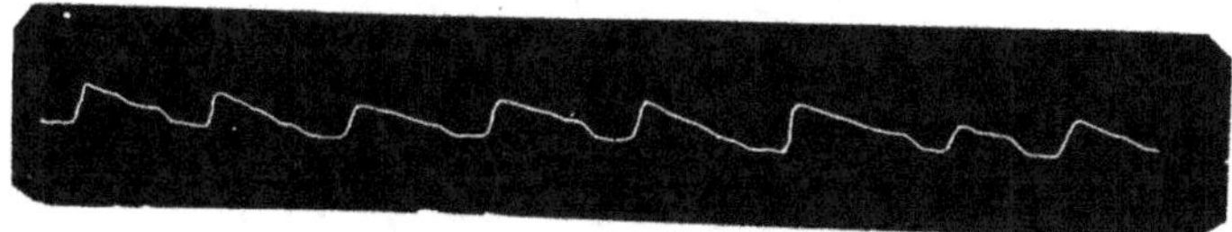

Fig. 33. — Tracé pris avant la deuxième opération ; pouls droit.

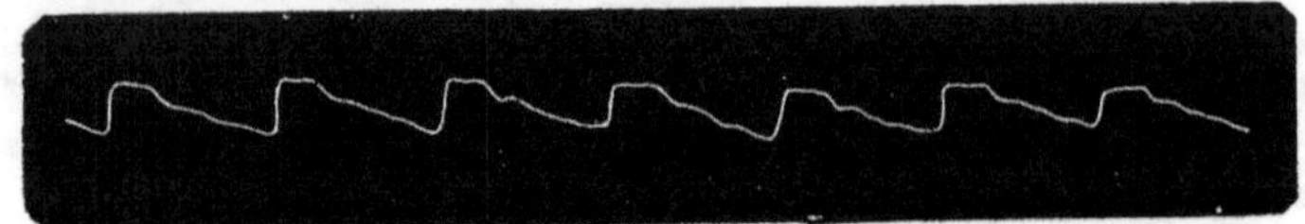

Fig. 31. — Tracé pris après la deuxième opération ; pouls gauche (1).

Sans exagérer la valeur de ces données, on peut encore, croyons-nous, attribuer ce rétablissement du pouls droit à des modifications qui auraient favorisé une circulation plus facile dans le bras correspondant.

Disons enfin avant d'aborder l'examen critique de la méthode qu'en 1871 (*New-York med., journal*, décembre 1871), Keyer a publié un cas intéressant d'*anévrysme de l'aorte abdominale*, traité par l'électrolyse. On fit quatre applications, les 30 mars, 6 avril, 4 mai, 22 mai. Le malade mourut le 18 juin, mais les douleurs avaient été considérablement soulagées. Il n'y avait plus de vomissements, etc. Le malade était épuisé.

(1) Ces tracés sont dus à l'obligeance de M. le Dr Bottentuit.

Anévrysmes de l'aorte opérés par l'électro-puncture de 1846 à 1866.

N°	OBSERVATIONS.	ANÉVRYSMES.	NOMBRE D'APPLICATIONS.	APPAREILS.	NOMBRE D'AIGUILLES.	DURÉE DU COURANT.	RÉSULTAT.		
1	Ciniselli,	Secondaire externe de médiocre volume.	2. 1re, 11 jours après, 2e.	Colonne de 30 éléments avec eau salée. Pile Vollaston, 10 éléments en 2 sér.	2 d'acier. 4 d'acier.	Continu, 32 minutes. Changé sur les aiguilles, 30 minutes.	Ulcération superficielle. Progrès du mal.	Mort par rupture interne.	Mort 1 mois 1/2 après la dernière opération.
2	Bossi.	Id.	2.	Colonne de 32 éléments.	6 d'acier.	Positif sur 5 éléments. — Négatif sur 1.30 minutes.	Amélioration progressive.		
3	Id.	Primitif externe volumineux.	11.	Pile à colonnes.	5 à 6 d'acier.	De 12 à 20 minutes.	Amélioration.	Mort par rupture interne.	Mort 2 mois après la première opération.
4		Secondaire externe volumineux.	7	Pile Daniell, 30 éléments.	7 d'acier.	Positif, 18 minutes.	Amélioration.	Mort par rupture interne.	Mort un mois après la dernière opération.
5	Id.	Id.	1	Pile Vollaston de 6 à 28 éléments.	8 d'acier.	Positif, 15 minutes.	Eschares.	Mort par hémorrhagie externe.	Hémorrhagie par la chute des eschares.
6	Diuccani.	Id. avec hémorrhagie.	2. 1re, 24 heures après, 2e.	Pile Bunsen de 4 éléments. Id.	2 d'acier.	Continu pendant 45 min. Changé sur les aiguilles, 85 min. Total, 130 min.		Mort par hémorrhagie externe.	Mort 7 jours après la dernière opération. — Hémorrhagie produite par caillot central probablement électrique.
7	Id.	Id.	2. 1re, 24 heures après, 2e.	Pile Bunsen de 4 éléments. Id. 6 éléments.		Continu, 17 minutes. Continu, 20 minutes.	Réaction générale et locale, phlegmoneuse. Gangrène.	Mort par hémorrhagie externe.	Mort 31 jours après la dernière opération. — Caillot central probablement électrique.

Du mois de juillet 1868 au mois de juillet 1870.

N°	OBSERVATIONS.	ANÉVRYSMES.	NOMBRE D'APPLICATIONS.	APPAREILS.	NOMBRE D'AIGUILLES.	DURÉE DU COURANT.	RÉSULTAT.		
8	Ciniselli,	Intra-thoracique de médiocre volume.	1.	Colonne de 30 éléments avec de l'eau salée.	3 en acier, isolés par le courant positif.	Changé sur les aiguilles toutes les 6 à 10 minutes. En tout 40 minutes.	Eschares superficielles. Amélioration progressive.	Guérison.	Récidive 17 mois après, (voir observation 21.)
9	Pinali-Vanzetti.	Secondaire externe volumineux.	2. 1re, 51 jours après, 2e.	Id.	Id.	Id. toutes les 5 à 6 minutes. Id. 25 minutes. Id. 40 minutes.	Amélioration. Progrès du mal.	Mort par rupture interne.	Mort 22 jours après la dernière application. Caillot probablement électrique dans la tumeur opérée.
10	Pinali-Vanzetti.	Id.	1	Id.	Id.	Id. 40 minutes.	Amélioration.	Mort par rupture interne.	Mort 100 jours après.
11	Rougé.	Id.	2. 1re, 20 jours après 2e.	Id.	6 Id.	Id. 40 minutes. Id. 25 minutes.	Courte amélioration. Progrès du mal.	Mort par asphyxie.	Mort 2 mois après la deuxième opération, par asphyxie causée par le volume énorme de l'anévrysme interne.
12	De Cristoforis.	Intra-thoracique de médiocre volume.	1.	Id.	3 Id.	Id. 46 minutes.	Amélioration, progrès.	Guérison.	Récidive 3 mois après (voir observation 20).
13	Id.	Secondaire externe volumineux.	1.	Id.	4 Id.	Id. 56 minutes.	Amélioration. Progrès du mal.	Mort par hémorrhagie externe.	Mort 52 jours après. Hémorrhagie produite par l'excessive distension. Caillot central probablement électrique.
14	Ciniselli.	Id.	1.	Id.	4 Id.	Id. 35 minutes.	Progrès du mal.	Mort par rupture interne.	Mort 13 jours après. Caillot électrique volumineux.
15	De Cristoforis.	Intra-thoracique volumineux.	1.	Pile Daniell, 21 éléments, par Bargano.	3 Id.	Id. 30 minutes.	Prompte amélioration.	Mort par rupture interne.	Mort 13 jours après. Anévrysme périphérique.
16	Machiavelli.	Id. volume médiocre.	1.	Pile de 30 éléments avec eau acidulée.	3 Id.	Id. 36 minutes.	Eschares superficielles. Amélioration progressive.	Guérison.	Guérison constatée et durable après 9 mois.
17	Gamberini, Forri.	Id. volumineux.	2. 1re, 00 jours après 2e.	Id. avec eau salée.	4 Id. 3 Id.	Id. 40 minutes. Id. 45 minutes.	Amélioration progressive.	Guérison.	Guérison constatée et qui dure depuis 8 mois et demi.
18	De Cristoforis.	Id. de volume médiocre.	1.	Pile Daniell, 21 éléments, modifiées par Barzano.	3 Id.	Id. 30 minutes.	Amélioration prompte et progressive.	Guérison.	Récidive (voir obs. 14). Guérison constatée 8 mois après la deuxième opération, 1 an après la première.
19	Ciniselli.	Secondaire externe volumineux.	1.	Pile Ciniselli, 24 éléments.	3 Id.	Id. 30 minutes.	Eschares superficielles. La tumeur durcit après avoir subi une augmentation de volume.	Mort par hémorrhagie externe.	Récidive (voir observation 10). 20 mois après la première opération. Mort, par gangrène produite par la distension, 42 jours après. Caillot électrique.
20	Mazzuchelli, Porto.	Id. de volume médiocre.	4. 1re, 1 jour après 2e, 3 — 3e, 3. — 4e	Pile Bunsen, 1 élément. Id. 2 éléments.	1 en ac, 4-3 oxydées, 1 non oxyde, 4 implantés dans les eschares.	Continu négatif. — 15 minutes — 15 minutes — 15 minutes	Eschares pénétrantes dans la tumeur. Réaction générale et locale, phlegmoneuse, hémorrhagie.	Mort par hémorrhagie externe.	Hémorrhagie causée par la chute des eschares. Mort 10 jours après la dernière opération. Caillot central dont les caractères manquent.
21	Baccelli, Brunelli.	Intra-thoracique de volume médiocre.	1	Bisulfate et chlorure de plomb, et bisulfate de mercure.	3 isolés par le courant positif.	Changé toutes les 5 minutes. Id. 30 minutes.	Amélioration prompte et progressive.	Guérison	Guérison constatée 4 mois après.

Examen critique de la galvano-puncture dans le traitement des anévrysmes de l'aorte ; sa valeur, ses indications. — Manuel opératoire.

Après avoir énuméré les différents faits cliniques connus jusqu'à ce jour, nous devons nous demander si l'application de la galvano-puncture, en pareil cas, est scientifiquement justifiée, et si les résultats pratiques dont avons donné les détails sont suffisants pour autoriser cette importante opération.

Un premier point à établir, point du reste qui ne peut être sérieusement discuté, c'est que cette méthode est théoriquement rationnelle. Il est évident, en effet, que l'action coagulante du courant de pile ne peut être mise en doute. Les expériences de Prévost et Dumas sur l'albumine de l'œuf, les recherches de Broca et Regnauld (1) démontrent nettement cette action (2). Mais c'est surtout en lisant le résumé des mille expériences que Strambio avait exécutées en 1847, que la conviction s'affermit.

Nous ne pouvons résister ici au désir que nous avons de donner un aperçu rapide du travail si important de Strambio, véritable chef-d'œuvre de rigueur d'observation, où l'action des différents pôles est étudiée avec le plus grand soin (3). Les accidents consécutifs à l'introduction de l'aiguille en contact avec l'électrode négative dans l'artère sont particulièrement éclairés. Strambio a opéré sur des chevaux, des mulets, des ânes, et a choisi, comme siége de ses explorations surtout les artères carotides et fémorales. Il a remarqué que quel-

(1) Broca, *des anévrysmes et de leur traitement*. Paris, 1856, p. 349.

(2) Le Fort, *Dictionnaire encyclopédique des Sc. médic.*, art. Anévrysme 1866, t. IV, 2ᵉ partie; — Jules Rochard, *Histoire de la chirurgie française au XIXᵉ siècle*, étude historique et critique sur les progrès faits en chirurgie et dans les sciences qui s'y rapportent, pp. 373, 609, 762.

(3) Strambio, *Galvano-ago-puntuva dei vasi sanguini per curare gli aneurismi e le varici, studj storici — critici (Gazzetta medica di Milano, tome V et VI et tirage à part 1847). — Sperimenti di galvano ago-puntuva istituiti sulle arterie e sulle vene dei bruti* dai dottori G. Strambio, Quaglino, Tizzoni, Restelli (Gazetta medica di Milano, tome VI et tirage à part, 1847.)

ques secondes après l'introduction des aiguilles dans l'artère, le point correspondant à l'électrode positive noircit, tandis que celui qui correspond à l'électrode négative jaunit. « Les pulsations de l'artère se ralentissent petit à petit, son élasticité diminue, elle durcit dans les points compris entre les deux pôles, l'aiguille positive s'oxyde. *Au moment de l'extraction des aiguilles, écoulement plus ou moins abondant du sang, le plus souvent par l'aiguille négative.* Si on ouvre l'artère à ce moment, on trouve un caillot fusiforme et conique remplissant exactement la lumière du vaisseau. Sa longueur varie suivant la distance intermédiaire aux deux pôles. Après 24 heures, ce caillot se détache difficilement ; après 40 heures, il est complétement uni. » Un point cependant avait échappé à Strambio, c'est l'ulcération vasculaire qui se retrouve presque toujours au niveau de la piqûre de l'aiguille, correspondant au pôle négatif, ainsi que les expériences que nous rapporterons plus tard viendront le démontrer. Strambio, en effet, prétend que les piqûres artérielles se retrouvent difficilement, surtout celle du pôle négatif. Il n'en est pas moins vrai que Strambio, un des premiers, a affirmé l'importance de la *Monopuncture*, et que le fait qu'il a signalé, à savoir, les hémorrhagies fréquentes au niveau du pôle négatif, témoigne de l'habileté de l'opérateur et de la valeur de ses recherches.

Nous avons répété dans le laboratoire de M. Marey, avec notre ami le docteur François Franck, une série d'expériences analogues à celles de Strambio. La coagulation du sang dans les vaisseaux, sous l'influence d'un courant même peu prolongé, en est clairement ressortie. De telle sorte que l'emploi de la galvano-puncture, comme moyen destiné à provoquer la coagulation du sang dans une poche anévrysmale, semble s'appuyer sur des bases expérimentales assez solides pour justifier l'application du procédé à la clinique. D'autre part, bien que les observations que nous avons sous les yeux soient loin de pouvoir compter toutes pour des succès même relatifs, il n'en paraît pas moins vrai que les résultats obtenus ne peuvent pas être considérés comme défavorables. Nous croyons donc que la galvano-puncture, appliquée aux anévrysmes de l'aorte, peut être dans certains cas utilement employée, et qu'il est bon, par conséquent, d'étudier avec quelques détails les règles suivant lesquelles on doit la pratiquer, les indications qui autorisent son usage, les contre-indications qui doivent la faire rejeter.

Procédés opératoires. — Les expériences de Strambio n'eurent pas en Italie tout le retentissement qu'elles méritaient, parce que, malgré ce plaidoyer en faveur de la mono-puncture, Ciniselli préconisa et préconise encore l'application des deux pôles dans la tumeur. Mais il recommande de ne pas mettre une aiguille en rapport avec le pôle négatif avant qu'elle ait été parcourue par le courant venant du positif. Il opère de la façon suivante : il fait pénétrer les aiguilles en nombre variable, quatre à six ; puis il met l'une de ces aiguilles en rapport avec l'électrode positive d'une pile qui porte son nom et dont la force électro-motrice suffit pour décomposer 2 centimètres cubes d'eau acidulée, au trentième d'acide sulfurique du commerce en cinq minutes (1). Le pôle négatif est placé sur le thorax. Lorsque cette première aiguille est restée cinq minutes au contact du pôle positif, Ciniselli rompt le circuit et remet cette même aiguille en rapport avec le pôle négatif. — Le pôle positif est alors placé au contact de la deuxième aiguille implantée dans la tumeur. A ce moment la tumeur est influencée par les deux pôles. On continue de même jusqu'à ce que chaque aiguille ait subi alternativement d'abord l'action de l'électrode positive, ensuite celle de l'électrode négative.

Ciniselli pense ainsi éviter les inconvénients qui pourraient résulter de l'influence immédiate du pôle négatif. Reste à savoir si le courant positif exerce sur les tissus une modification telle que les dangers de l'ulcération soient éloignés.

En 1864, le docteur A. Tripier a conseillé l'emploi unique de l'électrode positive, afin d'éviter les contractions et les douleurs

----

(1) L'emploi du voltamètre est absolument nécessaire, car il est indispensable de connaître la quantité d'électricité produite (voir à

qui ont lieu au niveau de l'électrode négative. Anderson, qui a étudié consciencieusement la question, recommande les mêmes précautions. Le docteur Beaumetz s'y est conformé scrupuleusement. Les mêmes règles ont été suivies dans les cas de Proust, Ball, Bernutz, que nous avons rapportés.

Bien que différents auteurs s'obstinent encore à conseiller l'introduction des deux pôles dans le foyer de la tumeur, nous ne craignons pas d'affirmer que la méthode de Ciniselli est absolument dangereuse et que l'emploi unique du courant

l'Appendice). Dans le but d'obtenir ce résultat à l'aide d'un instrument plus facilement transportable, M. Gaiffe vient de construire un galvanomètre gradué *en quantité au lieu de l'être en tension* (flig. 35).

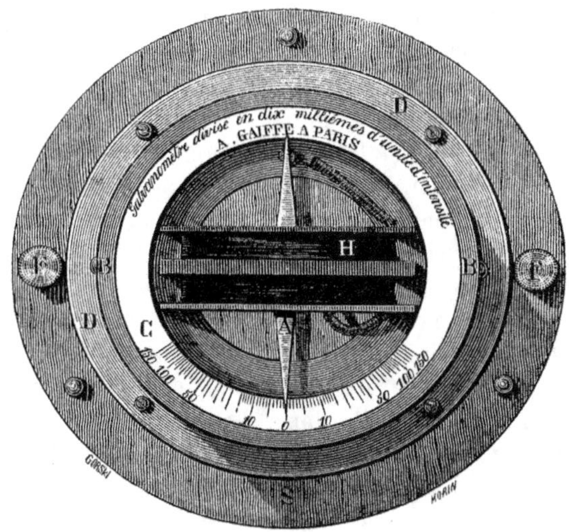

Fig. 35.
Galvanomètre d'intensité de Gaiffe.

— La déviation de l'aiguille permet d'apprécier cette quantité. — Les divisions du cadran représentent des unités anglaises. (Une déviation d'un degré correspond à un dégagement d'environ de 1 millimètre d'oxygène et d'hydrogène mélangés. En une minute le chiffre exact est 1 millimètre cube, 314 à la température de 0 degré et à la pression de 760 millimètres.

positif est autorisé dans ces circonstances. Les expériences faites avec le docteur F. Frank nous ont fait reconnaître trois inconvénients des plus graves inhérents à la nature des phénomènes physico-chimiques, qui se passent au pôle négatif. L'électrolyse du sérum du sang démontre la production d'un dégagement gazeux au niveau du pôle négatif. On comprend toute l'importance pratique d'un pareil fait, puisqu'il est légitime de redouter la production d'embolies gazeuses (voy. plus loin Expériences du 31 mars).

Le danger est surtout grand dans les cas d'anévrysmes par dilatation, car on ne peut espérer l'accumulation des gaz à la partie la plus élevée de la poche, comme cela pourrait se faire dans les cas d'anévrysmes latéraux ne communiquant avec l'artère que par un orifice relativement étroit.

Un autre inconvénient résulte de l'introduction des deux pôles dans l'anévrysme : comme il faut toujours les placer à une faible distance l'un de l'autre, la résistance du conducteur animal interpolaire est beaucoup moindre, et les douleurs violentes se font sentir au niveau du pôle négatif, lequel est d'autant plus pénible à supporter que son point d'application est plus circonscrit. (Densité du courant, voir Chauveau, *Excitat. unipolaires.*)

Enfin, dans les expériences sur les artères des animaux, on voit que, quand on a introduit le pôle négatif au voisinage du pôle positif, l'orifice qui correspond au pôle négatif peut donner lieu à un écoulement de sang. (Exp. du 31 mars 1878. — Carotide gauche et axillaire gauche.) Cela tient sans doute à la cautérisation de la paroi au niveau de l'aiguille négative, qui a pourtant été choisie aussi fine que l'aiguille positive.

Donc, un autre inconvénient bien plus grave et qui semble devoir faire repousser la méthode bipolaire dans le traitement des anévrysmes, c'est le danger des hémorrhagies au niveau du point d'application du pôle négatif.

L'un de nos animaux est mort d'hémorrhagie au cinquième jour. L'autopsie a nettement montré l'existence d'une perforation elliptique de 2 millimètres et demi de haut sur 1 millimètre de large, à bords festonnés, amincis, jaunâtres, sur l'artère carotide droite, au point d'implantation de l'aiguille communiquant avec le pôle négatif de la pile. — Sur l'humérale gauche une perte de substance identique existait, mais elle était oblitérée par un caillot mou, noir, faisant champignon, et très-facile à détacher.

Nous avons constaté chez un autre chien le début de ce travail d'ulcération : 40 heures après l'électro-puncture, en a ouvert l'artère fémorale droite entre deux ligatures. On a trouvé la paroi interne de l'artère profondément entamée dans une étendue de 4 millimètres tout autour du point de pénétration de l'aiguille correspondant au pôle négatif. — Dans la fémorale opposée, où le pôle positif avait seul pénétré, existait un petit caillot plat, rosé, dense et à peine adhérent à la paroi de l'artère.

Exp. I. Dimanche 31 mars. — *Chien blaque français de quatre ans.* On emploie l'appareil à courant continu de Gaiffe, vingt-quatre éléments maximum. On comprend dans le circuit un nombre d'éléments suffisant pour décomposer 2 centimètres cubes d'eau acidulée au 30e en 5 minutes. Le pôle négatif est placé sur la face interne de la cuisse droite. On pratique une incision de 3 centimètres au niveau de la fémorale gauche sans intéresser la gaîne du vaisseau, l'aiguille de fer doux correspondant au pôle positif est enfoncée de 1 centimètre dans la profondeur de l'artère.

Première application, 2 heures 50. — Durée du passage du courant, 7 minutes.

Pas de cris, ni de contractures de l'animal, sauf à l'ouverture du courant qui a été faite brusquement. On vérifie la situation de l'aiguille qui est bien engagée dans l'artère jusqu'à la partie vernie,

Deuxième application, 3 heures. — Durée du passage, 5 minutes.

Pas de contraction à la fermeture. L'aiguille est toujours en place.

Troisième application, 5 heures 10. — Durée, 5 minutes.

Rien à signaler.

Quatrième application, 3 heures 20. — Durée, 5 minutes.

On retire l'aiguille, qui est légèrement oxydée.

Exp. II. — *Sur le même chien.* On fait au niveau de la carotide droite, une plaie insignifiante ; on soulève la gaîne commune au paquet vasculo-

nerveux. On passe au-dessous un tube de caoutchouc plat pour ne pas
nterrompre le cours du sang dans l'artère. L'aiguille est introduite
dans le vaisseau et dans le sens du courant. Elle communique avec le
pôle négatif, le tube de caoutchouc est enlevé, le pôle positif est en
contact avec la cuisse droite; le courant est de la même intensité que
dans l'expérience précédente. On fait trois applications successives de
cinq minutes de durée chacune, l'une à 3 heures 55, la deuxième à
4 heures 5, la troisième à 4 heures 15.

Exp. III. — On découvre, suivant le même procédé, sur le même chien,
la carotide gauche. On fait pénétrer deux aiguilles de façon à les faire
communiquer avec les deux pôles. Elles sont introduites à 1 centimètre
l'une de l'autre ; l'inférieure, dirigée du côté du cœur, correspond au
pôle négatif ; la supérieure, dirigée dans le sens du courant, au pôle
positif.

Première application, 4 *heures* 40.

Aussitôt la fermeture du courant, l'animal manifeste un degré notable d'excitation. On est obligé de diminuer l'intensité du courant de
telle sorte que 10 minutes sont nécessaires pour décomposer 2 centimètres cubes et demi d'eau au voltamètre ; le chien manifeste de la
douleur; sa respiration est irrégulière, profondément modifiée.

Deuxième application, 5 *heures* 6. — *Durée*, 5 *minutes*.

Un centimètre cube et demi d'eau décomposée au voltamètre.
L'animal est agité. Grandes irrégularités du cœur et de la respiration,
cris, douleur. On ne fait pas la troisième application. La température
prise dans le conduit auditif externe donne les résultats suivants : à
gauche, 37° ; à droite 33° ; les deux aiguilles retirées sont très-oxydées.
On détache l'animal, qui semble complétement hébété, triste ; il reste
complétement immobile ; l'état normal commence à se rétablir une
heure après l'expérience seulement.

Lundi matin 1er avril, il est calme, gentil, se laisse attacher facilement. On recommence une nouvelle série d'expériences analogues à
celles pratiquées la veille. On constate auparavant que la fémorale
gauche est dure au toucher et que les battements ont notablement diminué. L'aiguille correspondant au pôle positif est placée à 1 centimètre
au-dessous de la première piqûre, le pôle négatif est en contact avec
la cuisse droite. On fait, comme la veille, quatre applications successives de 5 minutes, la première à 2 heures 32, la seconde à 2 heures 40,
la troisième à 3 heures 13, la quatrième à 3 heures 23. L'intensité du
courant était suffisant pour décomposer, pendant ce temps-là, 2 centimètres cubes d'eau et demi au voltamètre.

2° On pratique des opérations analogues pour l'humérale, à droite
et à gauche. A droite, on fait pénétrer une seule aiguille qui ne sera

pas mise en contact avec le courant galvanique ; dans l'huméral gauche on fait pénétrer 2 aiguilles qui correspondront, la supérieure au pôle négatif, l'inférieure au pôle positif.

Première application, 4 heures 37.

L'intensité du courant n'est augmentée que très-progressivement. On ne comprend, dans le circuit, que six éléments au lieu de vingt-deux pendant les deux premières minutes. Malgré cela, cris violents, contractions énergiques, douleurs vives. L'urine est projetée hors de la vessie. Il se fait une légère déchirure au niveau de l'axillaire droite, l'aiguille qu'elle renfermait est expulsée. Durée d'application 12 minutes. Pendant les 8 dernières, 10 éléments sont graduellement intercalés dans le circuit ; la température, prise au niveau de la patte gauche marquant 31° tombe et s'arrête à 30°. A droite, le même thermomètre, appliqué tout de suite après, marque 22° fixe.

Deuxième application, 3 h. 57. — Durée, 7 minutes.

Douze éléments. Bien tolérés.

Troisième application, 3 h. 8. — Durée 9 minutes.

Quatorze éléments, bien tolérés, écoulement sanguin au pôle négatif, les aiguilles retirées sont très-oxydées. 20 minutes après l'opération (4 heures 37), la température à gauche est de 29°, à droite 22°. On détache l'animal et l'on constate nettement que la patte gauche est paralysée, la sensibilité est conservée. Le 3 avril, la patte gauche est encore paralysée du mouvement. Quand on soulève la patte antérieure droite, l'animal ne peut se tenir debout ; quand on soulève la patte gauche, il reste droit.

L'évaluation de la température, faite avec un thermomètre très-sensible placé entre le premier et le deuxième orteils et isolé avec de la ouate, donne les résultats suivants :

1° Patte postérieure gauche où le pôle positif seul a été introduit dans l'artère, le thermomètre reste fixe à 16°.

2° Patte postérieure droite (non opérée) 36°.

3° Patte antérieure gauche (à demi paralysée) où l'on a introduit les deux pôles (20°).

4° Patte antérieure droite (humérale simplement piquée) 26°.

On place ensuite le thermomètre successivement dans les deux oreilles.

1° Oreille gauche correspondant à la carotide où les deux pôles ont été appliqués pendant une seule séance (trois applications successives) 27°.

2° Oreille droite, correspondant à la carotide n'ayant subi qu'une seule séance d'excitation par le pôle positif, 30°.

Dans la nuit du 4 au 5 avril, l'animal est mort d'hémorrhagie par la carotide gauche. Il existe aussi des caillots abondants au niveau de la place correspondant à l'humérale de ce côté.

L'autopsie a été faite avec le concours du docteur Pitres, à 1 heure et demie.

N° 1. *Au niveau de la fémorale gauche.* Toute la région est envahie par un tissu induré, lardacé, résistant, surtout au niveau des points où ont eu lieu les piqûres. Celles-ci sont nettement apparentes. A l'ouverture de l'*artère* on trouve un caillot adhérent, long de 2 cent. La *veine* est gorgée de sang dans toute son étendue et dans toutes ses branches. Au niveau des points entourés de tissu lardacé, il existe un caillot de coloration jaune sale, et notablement adhérent.

Humérale gauche. Les veines sont aplaties, les tissus sont infiltrés de sang coagulé en très-grande abondance; la piqûre ayant été faite à 2 centimètres au-dessous du bord du grand pectoral, l'hémorrhagie remonte dans toute la cavité axillaire, dissèque le grand et le petit pectoral et descend jusqu'à la partie moyenne du grand dentelé.

Au niveau du cou, les deux jugulaires externes sont dilatées et gorgées de sang liquide; les plaies sont infiltrées de liquide purulent.

Les tissus sont modérément enflammés, et un peu lardacés.

Carotide gauche. — Tissu [lardacé tout autour. On retrouve les

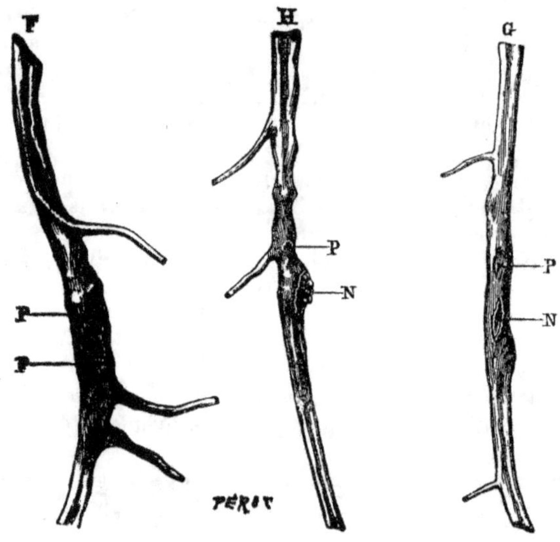

Fig. 36.

piqûres faites à la distance indiquée. La supérieure, qui correspondait au pôle positif, est en rapport avec un caillot oblitérant totalement la lumière du vaisseau. Au niveau de la piqûre inférieure (pôle négatif existe une petite ulcération longue de 2 à 3 millimètres sur 1 de large, à bords déchiquetés, amincis et jaunâtres.

La figure 36 rend compte de ces dispositions.

Carotide droite. — Les tissus sont moins lardacés, la gaîne moins adhérente. Elle se laisse pourtant détacher assez difficilement au niveau du caillot. Sur la face antérieure on aperçoit la piqûre. A la face opposée, la paroi est amincie, malade (on dirait aux dépens des tuniques internes).

Axillaire gauche. — L'artère est perforée dans une longueur de 5 millimètres. Un caillot fait hernie à travers l'ouverture.

Axillaire droite. — Une petite hémorrhagie interstitielle s'observe au niveau de la piqûre.

Expérience. — Chienne de 7 ans. On opère sur les deux fémorales. Dans chacune d'elles, on fait pénétrer une aiguille fine en fer doux, recouverte d'enduit isolable dans une certaine étendue et dont la pointe est enfoncée dans chaque artère d'un centimètre de profondeur. Chacune de ces deux aiguilles sera mise en contact avec un des pôles de la pile, la patte droite avec le pôle négatif, la gauche avec le positif. Tandis que l'autre électrode sera représentée par un tampon de large surface appliqué sur la paroi latérale du thorax dont on a rasé les poils et mouillé la surface.

Patte droite. — Pôle négatif dans l'artère. Début 5 heures 33 minutes. On intercale successivement dans le circuit seize éléments de la pile Gaiffe (un centimètre cube d'eau décomposée en quatre minutes au voltamètre). On fait ainsi trois séries consécutives sur la même artère. Début 5 heures 38 pour la deuxième. Quand on intercale avec rapidité un nombre d'éléments croissants dans le circuit, l'animal a des secousses dans les membres et manifeste de la douleur. Si au contraire on procède avec lenteur, l'augmentation de l'intensité du courant passe inaperçue.

Troisième application, 5 heures 38. — Quatrième, 5 heures 53 (mêmes conditions).

Patte gauche. — Pôle positif dans l'artère. Quatre applications successives : (5 heures 55), (5 heures 59), (6 heures 6), (6 heures 11). Même procédé opératoire que précédemment.

On enfonce ensuite une aiguille d'acier dans l'axillaire gauche ; cette aiguille est abandonnée dans la plaie, à laquelle on fait quelques points de suture, et on laisse l'animal en repos jusqu'au lendemain.

L'examen des artères est fait le 5 avril, à 3 heures du soir (40 heures après les opérations indiquées ci-dessus). L'animal n'est pas sacrifié. L'examen porte seulement sur la portion du vaisseau intéressé dans l'opération et qu'on a disséqué après l'avoir comprise entre deux ligatures. On constate au niveau de la *fémorale droite* un petit caillot plat de 1 centimètre de longueur adhérent à la paroi, ayant visiblement son point de départ au niveau de la piqûre.

Fémorale gauche. Pas de caillot, début d'ulcération.

L'axillaire gauche, où l'on a seulement enfoncé une aiguille, est absolument saine.

Ces expériences sont, il nous semble, plus que suffisantes pour rendre compte des accidents notés par les différents observateurs ; des abcès qui ont été signalés par Capelleti, Bossé, Vigueire ; des hémorrhagies, des eschares sur lesquelles le professeur Lefort insiste avec tant de raison dans son article *A névrysme,* du Dictionnaire encyclopédique et dont on trouve plusieurs exemples frappants dans le tableau des opérations que nous avons sous les yeux (1). Nous croyons donc pouvoir presque poser en principe et sans plus amples commentaires que *seule l'action du pôle positif* peut être employée dans l'électro-puncture pour la cure des tumeurs anévrysmatiques. Du reste, il ressort aussi de nos expériences que la présence seule du pôle positif est nécessaire en pareil cas, puisque c'est seulement à son niveau que s'opère la coagulation. Ceci est non-seulement démontré par les expériences que nous avons rapportées, mais encore par l'électrolyse du sang fait en vase clos, opération dont nous produirons les détails. — Quelle heureuse influence peut-on donc attendre de l'action du pôle négatif, puisque la coagulation du sang se fait surtout au niveau du pôle positif, et qu'il n'a que l'inconvénient de provoquer la douleur et de déterminer les ulcérations vasculaires?

Mais il ne suffit pas d'avoir démontré l'action coagulante du pôle positif et les dangers inhérents à l'action du pôle négatif dans l'électro-puncture appliquée aux anévrysmes. Il faut se demander encore, pour justifier complétement l'emploi de la méthode : 1° si le coagulum formé au niveau du pôle positif est

(1) Dans les deux cas de Keyes (*New-York medic. Journ.*) et de Simpson (Thorac. anév. in which galvano puncture was usedas,) le malade mourut après la quatrième séance ; dans les deux cas, le volume de la tumeur avait augmenté. Dans un autre cas de H. Simpson, nous

assez solide, assez adhérent pour ne pas devenir lui-même la source d'accidents (embolies par exemple) ; 2° si le même résultat ne pourrait pas être obtenu par un autre procédé (exemple : introduction pure et simple dans la poche d'un corps étranger irritant les parois de la poche ou devenant lui-même le point de départ d'un coagulum) : — acupuncture (1).

1° A la première question nous répondrons : bien qu'il existe dans la science des observations où le caillot formé sous l'influence de l'électricité semble avoir disparu le lendemain de l'opération (par dissolution? — puisque des accidents emboliques n'ont pas été notés), comme nous le pouvons voir dans les cas de Capelleti, Laugier, Voillemier, rapportés par Broca, à propos d'anévrysmes des membres, il n'y a pas là de raison suffisante pour constituer une contre-indication formelle à l'opération.

Les expériences faites sur les animaux montrent que le caillot commence à adhérer dès les premiers moments de sa formation, et les autopsies pratiquées jusqu'à ce jour prouvent que le coagulum reste intimement lié aux parois de la poche. Ceci résulte aussi des six cas d'anévrysmes de l'aorte traités par l'électro-puncture dont Ciniselli a pratiqué l'autopsie et dans lesquels nous voyons les caillots électrolytiques variant de 250 à 665 grammes et trouvés intimement adhérents aux parois de l'anévrysme.

2° Nous pensons que l'intervention du courant de pile joue dans l'espèce un rôle nécessaire et que l'acupuncture simple ne suffit pas pour entraîner la production d'un coagulum

trouvons : Homme de trente-huit ans. — Anévrysme de la crosse de l'aorte, première séance de galvano-puncture le 26 février 1876. — Diminution de volume très-marquée, amélioration de l'état général. Deuxième séance le 11 octobre. Inflammation, abcès extérieur à l'anévrysme. Ouverture de l'abcès le 14 novembre. Amélioration. Le 27 décembre, rupture de l'anévrysme ; mort subite.

(1) Cette méthode a été dernièrement remise en honneur *pour les anévrysmes de l'aorte*, par G. Bacelli (*Gaz. med. lomb.*, mars et avril 1878.) Bacelli plante dans l'anévrysme un petit mouvement d'horlogerie en spirale, pour y déterminer la coagulation : or jusqu'à présent, les résultats n'ont pas été favorables.

volumineux. Sans doute, comme le prouvent des expériences inédites que le docteur Pitres a bien voulu nous communiquer, le petit foyer d'artérite qui se développe au niveau de la piqûre peut devenir le point de départ d'un coagulum. Mais d'autres expériences démontrent aussi qu'une coagulation rapide et importante peut être obtenue par l'électrolyse en dehors de tout travail inflammatoire et de l'action de toute espèce de corps étrangers. Par conséquent, l'influence du courant de pile joue dans l'espèce un rôle de premier ordre et son intervention doit jusqu'à présent être considérée comme nécessaire.

EXPÉRIENCE. — *Démontrant la coagulation du sang complet au pôle positif, en vase clos, indépendamment de tout travail inflammatoire sous l'influence de corps étrangers.*

Tube en U (voltamètre). — Dans un mélange réfrigérant (glace et sel marin), enveloppe isolante. — On fait arriver dans l'une des branches du tube en U du sang pris directement dans une fémorale de chien. Aussitôt le courant ordinaire traverse le sang, et au bout de 2 minutes (1 centimètre cube d'eau ayant été décomposé) on vide le tube en U toujours rempli de sang liquide. Dans l'éprouvette qui coiffait le pôle négatif quelques bulles de gaz, pas de trace de coagulum.

Dans l'éprouvette correspondant au pôle positif, coagulum noirâtre, adhérent à la surface de la pointe de platine. En lavant à grande eau, le coagulum ne se détache pas.

On l'étale sur du papier à filtre, on laisse sécher (il sera examiné ultérieurement.) Trois expériences consécutives avec le même résultat.

D'où l'on peut conclure que :

1° La coagulation dans le sang pourvu de fibrine s'opère comme dans le sang défibriné, au pôle positif.

2° Le coagulum est formé non-seulement d'un nuage albumineux, mais encore et surtout de fibrine adhérente.

3° Dans le même temps, il ne se dépose pas de caillot au pôle négatif.

On tue l'animal en piquant le ventricule gauche avec l'aiguille du pôle positif pendant que le pôle négatif est représenté par une large surface. Grands cris après dix secondes d'application (3 millimètres cubes d'eau décomposés). — Arrêt du cœur, — tétanisation, — relâchement, — quatre grandes inspirations, — pas de reprises du cœur.

Cette expérience met en évidence l'action polaire de la pile. Ici, en effet, on ne peut invoquer l'influence du corps étranger sur la coagulation de la fibrine.

— Dans chaque branche du voltamètre se trouve l'extré-

mité d'un fil, et la coagulation ne se fait qu'au niveau du pôle
positif (1).

Et maintenant, comme résumé de cette longue discussion,
quelles sont donc les conclusions que nous devons tirer à la fin
de ce chapitre, et quel jugement devons-nous porter sur l'emploi de l'électro-puncture dans la cure des anévrysmes de
l'aorte? A un point de vue absolu et en considérant les différentes
observations que nous avons sous les yeux, sauf deux ou trois
faits de guérison (2) dont la valeur clinique pourrait peut-être
encore être discutée, on ne peut pas dire que la méthode compte
des succès complets. Néanmoins, dans une maladie aussi grave
que celle-ci et dont l'issue est toujours fatale, il est permis
de considérer comme relativement encourageants les résultats
obtenus jusqu'ici. Les faits d'amélioration prolongée et rapportés par différents auteurs dignes de foi en témoignent.

Ainsi donc la galvano-puncture doit définitivement prendre
place dans les procédés rationnels appliqués au traitement des
anévrysmes de l'aorte. Reste à savoir maintenant quels sont
les cas dans lesquels on peut y avoir recours ; quelles sont les
conditions qui en contre-indiquent l'emploi.

A ce propos, deux éléments doivent être pris en considération : 1° la disposition de l'anévrysme, 2° l'état du cœur.

1° Quand on aura pu s'assurer que l'on a bien réellement

---

(1) Quant au mécanisme de cette coagulation, les expériences commencées, mais qui n'ont pas encore donné de résultats assez définitifs
pour être rapportés ici, permettent de penser que ce mécanisme est
complexe et que le phénomène de la coagulation du sang complet
pourvu de fibrine, sous l'influence de l'électrolyse, est loin de pouvoir être assimilé à celui de la coagulation dans les situations albumineuses, voire même dans du sérum ou dans du sang défibriné.

(2) L'*Alger médical* 1878 publie p. 349 une observation de Fer-
dinand Verardini de Crémone. — 2 aiguilles d'acier dans la tumeur.
Pile de Volta. — 1re opération 17 sept. interversion du sens du courant pendant 24 minutes. — 2e opération, 13 octobre. — Le 30 octobre 1875, la malade sort guérie en apparence. Quelques mois après,
à la suite de grands efforts, les battements reparurent. — Nouvelle
application de la galvano-puncture : 1re op. 17 février. — 2e op.
18 avril. — 3e op. 2 mars. Le 30 sa santé semble parfaite.

affaire à une véritable poche anévrysmale et surtout que cette poche communique avec l'aorte par un orifice relativement étroit, on pourra espérer retirer un profit utile de la galvano-puncture. La coagulation sera favorisée, en effet, par l'ébranlement moindre de la masse sanguine contenue dans la poche, sous l'influence de l'ondée systolique, et les causes d'embolies seront par cela même considérablement restreintes. Nous ne saurions en dire autant des vastes dilatations, où le même avantage ne saurait assurément être obtenu.

Cela paraîtra d'autant plus rationnel encore, si l'on pense que ces sortes de dilatation coïncident le plus souvent avec des altérations athéromateuses de l'artère, lésions dont l'existence doit interdire en général une intervention active.

2° L'intégrité du cœur constitue elle aussi une condition de succès relatif, de même que les altérations d'orifice et surtout l'insuffisance aortique doivent être considérées comme compromettant l'issue de l'opération. Outre que des dangers immédiats peuvent naître par le seul fait de l'existence de ces lésions, les tentatives du traitement actif sont on peut dire *inutiles*, par cette simple considération que le malade, exposé à mourir dans un laps de temps plus ou moins rapproché, des suites de son affection cardiaque, ne retirerait aucun avantage sérieux d'une opération pénible malgré son apparente simplicité (obs. de Dujardin-Beaumetz).

Il nous est permis maintenant d'être bref au sujet du manuel opératoire. On trouvera du reste dans la communication de M. Beaumetz, ainsi que dans les observations par nous produites, les indications techniques qui doivent guider dans l'application du procédé. Disons toutefois que le choix des aiguilles employées n'est pas absolument indifférent. M. Broca a pensé qu'il n'était pas nécessaire d'employer des aiguilles revêtues d'un enduit protecteur, en s'appuyant sur cette considération théorique : qu'un courant d'intensité suffisante pour produire la coagulation du sang n'est pas assez fort pour déterminer l'escharification. Nous croyons néanmoins que cette précaution est utile et qu'il est bon d'employer des aiguilles enveloppées d'une couche isolante de gutta-percha.

Ces aiguilles ont en général de 6 à 8 dixièmes de millimètre de long. et 6 à 7 millimètres de diamètre (fig. 37). On implante

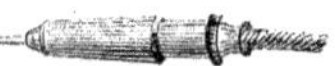

Fig. 37.

habituellement trois à quatre de ces aiguilles dans la tumeur; on les fait pénétrer au niveau des points où les battements sont le plus accentués. Les oscillations que le courant sanguin leur imprime, en ébranlant leurs pointes, indiquent qu'elles sont convenablement placées. Alors commence l'opération. On met successivement chacune de ces aiguilles en rapport avec le pôle positif de la pile, le contact est maintenu cinq minutes pour chacune d'elles, et quand la série est épuisée, on recommence une seconde application. On renouvelle ainsi trois ou quatre fois la manœuvre, l'intensité du courant, comme nous l'avons vu, étant telle que 2 centimètres cubes et demi d'eau se trouvent décomposés en cinq minutes.

‹ Quant au pôle négatif, il est représenté par une large plaque recouverte d'une épaisse peau de chevreau dont on a soin de maintenir l'humidité, et il s'applique à la périphérie, soit au niveau du thorax, soit mieux encore sur la face antérieure d'une des cuisses.

Une précaution sur laquelle nous ne saurions trop insister, consiste à n'augmenter que très-graduellement l'intensité du courant (de même pour la rupture), afin d'éviter les contractions et les sensations pénibles qui résultent de changements trop brusques (voir les observations et les expériences).

On retire ensuite les aiguilles. On étend une légère couche de collodion au niveau de la piqûre et l'on recommande au malade de garder l'immobilité. Certains auteurs conseillent de placer une vessie de glace au niveau de la tumeur, mais c'est là, croyons-nous, un procédé inutile, car l'influence coagulante du froid est loin d'être démontrée. Nous pensons qu'il vaut mieux donner un peu de digitale au malade, afin de régulariser l'action du cœur; quelques toniques peuvent aussi être prescrits.

Nous terminerons ici ce que nous avions à dire au sujet de

l'action chimique des courants de pile dans leur application à la thérapeutique.

Il y aurait sans doute bien d'autres questions à aborder à ce propos, et en premier lieu celle de savoir si c'est à l'action électrolytique des courants continus qu'il faut attribuer les *prétendues résorptions* d'épanchements dans les séreuses ou les articulations dont Remak, Benedikt et d'autres observateurs semblent avoir constaté un certain nombre de cas; la résorption des tophus de la goutte ou des exsudats inflammatoires comme d'autres le voudraient encore, etc., etc.

Nous sommes forcé de nous taire sur ce point, car l'expérimentation est muette jusqu'à ce jour, et l'observation trop insuffisante pour nous permettre de porter un jugement précis, d'abord sur la valeur des faits, ensuite sur l'interprétation qu'on en a donnée.

Est-ce en provoquant la décomposition des liquides ou des exsudats épanchés, par son action électrolytique, que l'électricité favoriserait cette résorption, possible peut-être, mais non encore démontrée? Ne serait-ce pas au contraire par une sorte d'action de transport (effet cataphorique), ainsi qu'on serait autorisé à se le demander, en se fondant sur les expériences déjà anciennes de Porret, et sur les vues émises, avec réserve il est vrai, par Becquerel? Ne serait-ce pas plutôt enfin par suite d'une action vasculaire réflexe, ainsi que E. Cyon en a émis l'hypothèse dans ses *Principes d'électrothérapie* (1), que ce résultat serait obtenu?

Il y a là autant de questions intéressantes, mais sujettes à de nombreuses controverses, auxquelles il est impossible de répondre dans l'état actuel de la science (2).

---

(1) Cyon, *Principes d'électrothérapie*, Paris, 1873.

(2) Nous ne nous étendrons pas non plus sur l'action prétendue dissolvante des courants de pile sur les calculs vésicaux, action étudiée depuis longtemps par Bouviers Desmortiers, Gruithuisen, Prévost et Dumas (Ac. sc. 1822). De nombreuses tentatives infructueuses ont depuis longtemps aussi fait renoncer à ce mode de traitement. Il eût été peut-être plus juste d'insister plus longuement sur l'emploi de l'électrolyse dans la cure des *kystes hydatiques du foie*, méthode qui

RÉSUMÉ. — CONCLUSIONS

Arrivé au terme de ce travail, il ne sera peut-être pas inutile de jeter un regard en arrière, et de chercher à résumer dans quelques propositions concises les principaux enseignements qui doivent ressortir de l'examen critique auquel nous nous sommes livrés.

Dans le cours de cet exposé, nous avons pu voir, bien que nous ne nous soyons arrêté qu'aux applications les plus communes, le nombre considérable d'affections dans lesquelles on avait utilisé les courants continus.

Nous les avons passées successivement en revue, nous appuyant pour apprécier leur valeur sur les données de la physiologie et sur des faits dont l'observation consciencieuse garantissait l'authenticité.

Sans doute l'*électricité galvanique* est un agent thérapeutique qui a sa valeur ; mais, d'après les fréquentes restrictions que nous avons dû formuler à chaque pas dans cette étude, il nous est bien permis de penser que sa puissance curative a été vantée outre mesure. C'est contre les exagérations que nous nous sommes efforcé surtout de nous tenir en garde ; et cela dans l'intérêt même de la méthode, bien persuadé que c'était seulement en restreignant et en limitant nettement ses indications qu'on pouvait parvenir à lui conserver le rang qu'elle doit occuper dans le cadre de la thérapeutique.

en Angleterre, semble avoir donné de bons résultats entre les mains de Hilton Fagge, Cooper Forster, Durham, etc., mais nous manquons d'observations personnelles qui nous permettent d'apprécier le procédé à sa juste valeur. On trouvera, du reste, de plus amples renseignements dans la *Clinique* du professeur Jaccoud (Lariboisière, 2ᵉ édition, 1874).

Notons en passant pourtant, que c'est à l'action du pôle négatif qu'ont eu recours les auteurs anglais, et que dans plusieurs cas on a noté le développement de gaz dans la tumeur.

Les courants de pile ont une action indiscutable sur la contractilité musculaire, et sur les phénomènes de la sensibilité : ceci justifie amplement leur intervention dans les troubles du système moteur et du système sensitif.

Certaines paralysies réclament plus spécialement leur emploi : le courant continu sera d'autant plus utile que la contractilité faradique sera moins facilement obtenue. Les paralysies saturnines, malgré les quelques exceptions que nous avons dû signaler, sont spécialement justiciables du courant constant.

Toutes les manifestations spasmodiques peuvent être (sauf la contracture hystérique), modifiées, temporairement au moins, par l'électricité galvanique, mais c'est principalement les crampes douloureuses (tic convulsif de la face, spasmes continuels, etc.), qui seront heureusement influencées par elle : nous pouvons y joindre les spasmes des muscles palpébraux ou oculaires, qui, le plus souvent, ne résistent pas à son action.

Cette action sur laquelle on avait tant compté pour le traitement du tétanos ou de la rage n'a pas suffisamment été confirmée par les faits.

La récente application qu'on a faite du galvanisme, dans les grandes crises convulsives de l'hystérie, est intéressante ; mais la temporanéité, le peu de persistance de l'effet produit en diminuent considérablement l'utilité, d'autant mieux que tout praticien possède entre les mains des procédés sinon plus sûrs, au moins plus faciles à manier.

L'influence calmante du courant de pile est un de ses plus précieux avantages. Il est rare que l'élément douleur ne soit pas notablement atténué par lui. Sur ce point les observations sont trop concordantes pour que nous cherchions à les mettre en doute. Il n'est pas d'espèce de névralgie qui, traitée par les courants galvaniques, n'ait à son actif un certain nombre de guérisons.

Si dans plusieurs circonstances les courants continus émoussent la sensibilité, il en est d'autres où ils la réveillent et à côté de leur action calmante et sédative, il faut placer leurs propriétés antianesthésiques. Les détails dans lesquels nous sommes entré au sujet des troubles sensitifs chez les hystériques nous dispensent de tout développement à l'appui du fait que nous nous bornons à constater.

Nous avons peu de résultats pratiques à fournir au point de vue de leur valeur dans les troubles des organes des sens ; les faits constatés jusqu'ici ne mettent en lumière aucun avantage spécial des courants de pile. L'atrophie papillaire, qui autrefois paraissait devoir être si utilement influencée par ces courants, reste aujourd'hui indifférente à leur action; seules les altérations nutritives des milieux transparents fournissent des succès véritablement acquis. Il serait désirable que les faits signalés par Brenner dans la physiologie et la pathologie du nerf acoustique fussent soigneusement contrôlés; il existe là sans aucun doute une série de recherches à entreprendre et du plus haut intérêt.

Nous avons insisté avec complaisance sur les rapports des applications galvaniques avec le traitement du tabes dorsal, tenant à montrer l'inutilité de l'intervention en pareil cas, essayant d'en faire ressortir les inconvénients immédiats, et cela avec d'autant plus d'insistance que l'action bienfaisante du galvanisme en pareil cas avait été célébrée plus que de raison par des électrothérapeutes distingués.

Nous avons signalé en même temps la nécessité d'entreprendre des recherches sur le rôle de cet agent dans les affections psychiques : c'est là une voie nouvelle qui ne se trouve nullement en contradiction avec ce que nous savons au sujet de la circulation cérébrale.

Mais c'est surtout en agissant sur la circulation, et par son intermédiaire peut-être sur la nutrition générale, que les courants constants rendent les services les plus signalés. Il n'est presque pas d'atrophie musculaire qui n'ait été, sinon enrayée, au moins atténuée par leur emploi; celles qui dépendent d'une lésion médullaire comme celles qui sont d'origine périphérique sont en général heureusement modifiées; il est cependant certaines réserves à maintenir au sujet de l'atrophie musculaire progressive,

Maintenant, comment agit l'électricité en pareil cas? — par quel procédé intime arrive-t-elle à restituer aux fibres musculaires dégénérées une partie des propriétés qu'elles ont perdues? c'est un secret qu'il ne nous a point été donné de découvrir. En savons-nous plus aujourd'hui que Marigues, il y a plus d'un siècle, lorsqu'il écrivait :

« Ce ne sont pas tant les commotions souvent répétées que
« le cours régulier et uniforme de l'électricité dans les parties
« paralysées qui paraît nécessaire au rétablissement de la
« fonction ; le cours régulier, continu et uniforme semble
« restituer aux fibres motrices et nerveuses leurs tensions
« toniques. qu'elles avaient perdues, sans les exposer à
« aucun ébranlement capable de les fatiguer (1).

Enfin nous avons cherché à apprécier les avantages de la galvano-puncture dans le traitement des anévrysmes de l'aorte ; nous avons cru qu'à un moment où cette méthode commence à recevoir en France de plus fréquentes applications, il était nécessaire d'en montrer les avantages et d'en faire saisir aussi les dangers. Nous nous sommes attaché tout particulièrement à mettre en relief l'action des différents pôles dans la coagulation du sang.

Du reste, dans le cours de notre travail, nous nous sommes constamment appliqué à faire ressortir le rôle des actions polaires et à leur attribuer une importance de premier ordre soit dans les recherches physiologiques, soit dans les applications cliniques.

Nous nous sommes appuyé pour cela sur des expériences d'une grande rigueur et nous nous plaisons à espérer que l'avenir confirmera ces données, dont il est facile d'entrevoir les conséquences pratiques.

(1) *Suite de la guérison de Madame Devilliers, religieuse de l'ordre de Saint-Augustin*, par M. Marigues, chirurgien à Montfort-l'Amaury, Paris, 1773.

APPENDICE

Il nous semble utile d'ajouter quelques indications pratiques sur le choix et le maniement des appareils employés dans la partie de l'electrothérapie que nous avons eu à traiter. Nous parlerons d'abord des piles, puis des instruments accessoires.

DES PILES

Ce qu'il importe de connaître dans une pile, c'est l'intensité du courant qu'elle fournit, c'est-à-dire la quantité de travail (mécanique ou autre) dont elle est capable.

Cette intensité est déterminée par deux conditions : la force électromotrice de la pile et la résistance totate du circuit.

Supposons une lame de platine et une lame de zinc plongées à demi dans un même vase contenant de l'eau acidulée.

Qu'on examine avec un électroscope convenable les extrémités libres de ces deux lames, on les trouvera chargées d'électricité, positive sur la platine, négative sur le zinc. Cette électricité ainsi accumulée possède sans voie de dégagement possible une *tension* d'autant plus grande qu'elle est en *quantité* plus considérable. L'électricité se trouve là à l'état statique.

La cause qui détermine cette charge statique, c'est-à-dire cette accumulation d'électricités différentes sur les deux extrémités métalliques, se nomme *force électromotrice*. Ce n'est pas le lieu d'en rechercher la nature. Disons seulement qu'elle varie de degré suivant les métaux et les liquides employés.

Supposons maintenant que ces deux extrémités soient réunies par un arc métallique, les électricités contraires qui faisaient effort sur ces deux points se recombineront instantanément, ou, si l'on préfère, la tension se trouvera subitement égale dans tout le circuit ; mais instantanément aussi la force électro-motrice remplace la charge statique disparue, et une

nouvelle recomposition a lieu. De la répétition de ce processus
à intervalles de temps infiniment courts résulte, d'une lame à
à l'autre à travers l'arc métallique (portion extérieure du circuit) d'une part, et à travers le liquide de l'autre (portion intérieure du circuit), ce qu'on appelle le courant galvanique.

Sur le trajet de ce courant, plaçons une aiguille aimantée, un
composé chimique peu stable, etc., nous voyons l'aiguille dévier
et le composé chimique réduit en ses éléments. En un mot, le
courant est capable de fournir un travail mécanique, chimique ou autre. On mesure l'intensité du courant par le travail
qu'il accomplit.

Dans l'exemple supposé, il est évident que cette intensité
du courant dépend uniquement de la force électromotrice.
Mais si, après avoir mesuré cette intensité par la déviation de
l'aiguille, on remplace l'arc métallique par un fil beaucoup
plus long, on verra que cette déviation est devenue moindre,
c'est-à-dire que l'intensité du courant a diminué. La cause de
cette diminution est la *résistance* apportée par le fil au passage
de l'électricité.

En poursuivant la comparaison, on voit que, si l'on emploie
successivement deux fils de même longueur mais de grosseur
inégale, c'est le fil le plus gros qui donne passage au courant
le plus fort. Si on met deux fils de même grosseur, mais de
longueur inégale, c'est le fil le plus court qui donne le courant le plus fort, c'est-à-dire qui oppose le moins de résistance.

*L'intensité du courant est donc en raison directe de la
force électro-motrice et en raison inverse de la résistance.*
— Par ce dernier mot il faut entendre la résistance totale,
c'est-à-dire la somme de résistance de la partie intérieure et
de la partie extérieure du circuit.

Intensité du courant, force électro-motrice, résistance du
circuit, telles sont les trois quantités que l'on a à considérer
dans l'appréciation d'une pile. *Il n'y en a pas d'autres.* Les
mots de tension et de quantité qu'on trouve mêlés dans la
plupart des auteurs à tous les raisonnements sur ce sujet ne
servent qu'à créer une confusion presque inextricable. Ils ne

doivent être entendus que dans le sens très-restreint indiqué plus haut.

Partant de ces données, il est facile de faire servir n'importe quelle espèce de pile à tel usage que l'on voudra. Il faut se rappeler en outre qu'une pile fournit son maximum d'intensité du courant lorsque la résistance extérieure du circuit est égale à la résistance intérieure. Si donc on a une résistance très-forte à vaincre, il faudra faire en sorte d'augmenter proportionnellement la résistance intérieure. Ce à quoi l'on arrive en réunissant *en série* un nombre convenable de couples, c'est-à-dire en les faisant communiquer par leurs pôles de nom contraire. On dit quelquefois que la pile est ainsi montée *en tension*. La résistance extérieure se trouve alors relativement réduite dans la proportion du nombre de couples employés.

N'a-t-on qu'une résistance extérieure très-faible comme lorsqu'il s'agit de faire marcher un appareil d'induction ou mieux de rougir un fil métallique? On diminue proportionnellement la résistance intérieure en associant les couples par leurs pôles de même nom. La pile est alors montée *en batterie* ou, comme on dit quelquefois, en quantité.

Enfin on peut combiner ces deux modes et réunir en série des groupes montés en batterie et *vice versâ*. On voit donc bien qu'à la rigueur on pourrait pour tous les usages possibles se contenter d'éléments d'une force électro-motrice et d'une dimension quelconques, pourvu que le nombre n'en fût pas limité.

Ces considérations montrent combien est peu fondée la distinction que quelques auteurs veulent faire de l'action thérapeutique des éléments de grande ou de petite surface. Ils se basent évidemment sur le nombre des éléments sans tenir compte de l'intensité effective du courant indiquée par le galvanomètre ; à *déviation égale*, l'effet du courant est le même, qu'il provienne de grands ou de petits éléments. Donc, au point de vue théorique le choix de la pile est sans importance ; au point de vue de la commodité pratique, il n'en est pas de même. Sans faire l'énumération fastidieuse, que d'ailleurs on trouve partout, des piles proposées ou employées en France et à l'étranger, nous ferons une remarque propre à limiter notre choix. La télégraphie a besoin comme la thérapeutique d'une pile sensiblement constante ; les résistances qu'offrent ses lignes sont à peu près celles que présente le corps humain (1); son expérience peut donc nous guider.— Or la télégraphie de tous les pays emploie presque exclusivement une pile à deux liquides, la pile de Daniell plus ou moins modifiée. C'est aussi un élément dérivé de ce type que nous trouvons, du moins en France, dans tous les appareils desti-

(1) Nous croyons intéressant d'indiquer ici le degré de résistance des différents tissus.

Eckard, Friedleben, Ranke ont étudié la question avec grand soin.

Voici les chiffres donnés par Eckard et James Stark :

Résistance des tissus à la conductibilité :

Muscles	= 1
Tendons	= 1.8 à 2.5
Nerfs	= 1.9 à 2.4
Cartilages	= 1.8 à 2.3

Chiffres de richesse en eau des mêmes tissus :

Muscles	= 72-78 0/0
Tendons	= 62
Nerfs	= 39-66
Cartilages	= 70-75
Os	= 3-7 (diaphyse) et 12-20 épiphyse

Ces derniers chiffres sont ceux de James Stark (1).

Ils sont trop faibles d'après les recherches de Friedleben.

Il faut tenir compte non-seulement de la proportion d'eau des divers tissus, mais de la proportion de sels et de la température des divers fluides organiques, température qui est assez variable à la périphérie.

Proportion d'eau des divers tissus chez l'homme adulte :

Sang	80.5	E. Bischoff
Substance grise nerveuse cérébrale	85	Lassaigne
— blanche cérébrale	73	—
— grise moelle	71	Lhéritier
— blanche	65	V. Bibra
— nerveuse	77	Ranke

(1) Cheminal Constitution of the bones of the Vertebrate animals. (Edinburg med. and surg. Journal, 1845, vol. LXIII, p. 211.)

nés à l'application du courant continu. Nous ne nous arrêterons pas à en faire ressortir les avantages.

Il paraît qu'en Angleterre on emploie depuis quelque temps avec succès pour cet usage des piles Leclanché (1); *a priori* celles-ci offriraient l'avantage d'une résistance intérieure plus que triple et d'une durée plus longue; mais il nous semble qu'elles sont bien plus sujettes à se polariser et par suite à présenter des variations considérables d'intensité.

Bien entendu, nous sommes forcés de renvoyer aux traités spéciaux pour tout ce qui concerne l'observation et l'évaluation numérique des résistances, de la force électro-motrice et de l'intensité du courant. Nous recommandons spécialement le précieux petit livre de Zech : *Die Physik in der Electro-*

Muscle	81.2,84	—
Foie	76.1	Bibra
Tissu élastique	70.4	Schultze
Tissu conjonctif adipeux	80.9	Ranke
— de la cornée	75.8	His
— du derme	57.5	Wienholt
Os pariétal	14.16	Friedleben

La richesse en eau des divers tissus (os et épidermes exceptés) varie donc peu.

On peut conclure avec Ranke (*) que l'obstacle apporté par les tissus vivants à la conductibilité galvanique (os et épidermes exceptés) ne présente que des différences très-peu considérables.

Le bulbe oculaire (très-riche en eau, 90 0/0 : Gorup) est l'un des organes qui conduisent le mieux le courant.

L'obstacle au passage du courant peut être estimé en unités Siémens :

Pour le cerveau	=	1693.3
— le bulbe oculaire	=	2651.2
— le muscle	=	6192
— le foie	=	11592

L'unité Siemens représente la résistance opposée par 100 mètres de fil télégraphique.

(*) *Der Tetanus*, Leipzik, 1865, p. 40 et suiv., et *Conditions de vitalité des nerfs*. Leipzig, 1868, p. 44.

(**) *Deutsches Archiv f. Klin. Medicin.* 1867, Bd. III, p. 247 et suiv.

(1) Voy. Maurice Jeannel, *Arsenal du diagnostic médical*, Paris, 1877, p. 205.

therapie; Tubingen, 1875. Sans des notions précises sur tous ces points, il est impossible de se servir de l'électricité d'une façon vraiment utile.

DES APPAREILS ACCESSOIRES.

Quel que soit l'élément adopté, nous le supposons maintenant disposé en séries pour l'application du courant continu; procédons à l'indication des autres instruments indispensables ou utiles pour une application rationnelle.

Le premier besoin que l'on éprouve lorsqu'on veut se servir d'un appareil, c'est de s'assurer que les communications des éléments entre eux ou de ceux-ci avec les rhéophores existent réellement. On peut se servir pour cela d'un galvanoscope, ou d'un voltamètre (nous n'avons pas à expliquer ces termes), ou plus simplement, on peut mettre les deux extrémités du fil à éprouver à une petite distance l'une de l'autre sur un morceau de papier trempé dans une colle d'amidon additionnée d'iodure de potassium. Si le courant passe, une tache brune se développe au contact de l'extrémité qui correspond au pôle positif.

Ensuite, il faut, suivant ce qui a été dit plus haut, pouvoir, lorsque le malade, par suite de l'application des électrodes, est intercalé dans le circuit, juger de l'intensité du courant qui le traverse. Il faut donc que ce courant traverse en même temps un bon galvanomètre. Toutefois, l'indication ainsi obtenue n'est pas comparable à celle des autres appareils; nous reviendrons bientôt sur ce point.

En outre, puisque l'on doit proportionner, comme nous l'avons vu, le nombre des éléments à la résistance variable que l'on rencontre et au degré d'intensité qu'on veut obtenir, il faut que l'on puisse mettre dans le circuit tel nombre d'éléments que l'on voudra. Cette condition est réalisée par le collecteur qui permet d'augmenter le nombre des éléments de trois en trois, ou même de deux en deux. Ce passage d'un nombre d'éléments à un autre doit se faire sans interruption du courant; pour cela, le ressort qui passe d'un bouton à l'autre doit être plus large que l'intervalle qui le sépare, de manière qu'il n'a pas encore abandonné le bouton qu'il quitte, lorsqu'il a déjà atteint le suivant.

Toutefois cette graduation de l'intensité du courant par l'adjonction de nouveaux groupes de deux ou trois éléments, à peine suffisante lorsqu'il s'agit d'explorer la contractilité, devient tout à fait défectueuse pour l'exploration des organes des sens suivant la méthode de Brenner, ou l'application de courants faibles. On parvient, au contraire, à toute la précision désirable en faisant usage du rhéostat. Qu'on imagine une série de bobines représentant une résistance connue et susceptible d'être fragmentée à volonté. Cette série est reliée au courant qui sort de l'appareil pour traverser le malade, de façon à former un circuit dérivé. Il est clair que, si la résistance qu'elle offre est absolue, le courant tout entier passera par le malade comme devant; si cette résistance est nulle, le courant tout entier passera par le rhéostat plutôt que de vaincre la résistance de l'organisme.

Si, enfin, la résistance est intermédiaire entre les deux extrêmes, le courant se divisera entre le malade et le rhéostat, et son intensité sera pour chacun d'eux inversement proportionnelle à la résistance. Soit le courant produit par trente éléments Daniell, on pourra de cette façon en dériver une partie quelconque à travers le rhéostat, et cette partie pourra toujours être évaluée exactement d'après la longueur du fil qu'on lui aura fait parcourir dans l'appareil. Cette manière d'opérer offre donc deux avantages : le premier, on vient de le voir, est la production *ad libitum* du courant ; le second est, qu'il donne des résultats comparables pour tous les observateurs. En effet, quand je dis le courant de vingt éléments Daniell atténué par une dérivation à travers une longueur de fil qui représente 1880 unités de résistance, j'énonce des conditions qui peuvent toujours être reproduites, surtout si je n'omets pas d'indiquer la surface des éléments. Quant aux unités de résistance dont il est question, ce sont les unités dites de *Siemens* qui correspondent chacune à environ 100 mètres de nos fils télégraphiques.

Voilà certainement la manière la plus simple de graduer le courant et de transmettre les indications relatives. Il est vrai que l'emploi des unités de l'Association britannique a quelque chose de plus séduisant en ce qu'elles sont en connexion avec les unités de temps, de longueur et de poids ; mais ce serait, croyons-nous, imposer des considérations trop spéciales. Nous pensons, en tout cas, que le rhéostat métallique doit faire partie intégrante des appareils destinés à la pratique.

Il faut encore pouvoir renverser à volonté le sens du courant ; à cela sert l'inverseur dont sont pourvus tous les appareils. Ce mécanisme est utile pour produire les alternatives voltaïques.

Enfin, les interruptions, qu'il vaut toujours mieux faire dans la partie métallique du circuit, s'obtiennent avec l'électrode de Meyer.

Voilà, croyons-nous, le moins que l'on puisse exiger d'un appareil pour le courant continu.

Les rhéophores n'exigent pas de mention particulière.

Quant aux électrodes, nous recommandons exclusivement ceux en charbon recouvert de peau de chamois. Leur forme doit être aussi variée que possible pour répondre à tous les besoins. Il ne faut pas perdre de vue que la largeur de leur surface a une grande importance, l'effet local pour un même courant étant d'autant plus marqué que l'électrode est plus étroit, ce qui se comprend si l'on se reporte à la manière dont l'électricité se distribue en entrant dans l'organisme. On devra donc employer des électrodes étroits lorsqu'on voudra agir sur des organes profonds.

La peau de chamois a l'inconvénient d'augmenter considérablement la résistance, mais cela à un point de vue seulement, car, en permettant de maintenir l'épiderme humide, elle diminue considérablement la résistance énorme de celui-ci. A ce propos, faisons remarquer que, lorsqu'un électrode humide est appliqué pendant quelques minutes sur le même point, on peut constater sur le galvanomètre que l'intensité du courant augmente : parce que la résistance diminue au niveau de élec trode. Il y a à cela deux causes : d'abord, le ramollissement croissant de l'épiderme, ensuite un commencement d'électrolyse qui se traduit par de la rougeur autour de l'électrode. Il faut tenir grand compte de cette circonstance dans l'application du courant continu au diagnostic.

Quant au commencement d'électrolyse en question, il n'a pas d'inconvénient lorsqu'on se limite, comme on le fait généralement aujourd'hui, à des intensités de courant modérées et à de courtes séances (de deux à dix minutes) d'électrisation.

Autrefois, on arrivait très-fréquemment à la production d'eschares. Cela avait fait proposer l'emploi en thérapeutique des électrodes impolarisables (zinc amalgamé dans sulfate de zinc), mais nous voyons que ce serait là une complication inutile.

Depuis quelques années, on emploie beaucoup les courants très-faibles, appliqués pendant des temps très-longs. Comme généralement on se sert pour cela d'électrodes d'étain recouverts de peau de chamois, il en résulte que l'intensité du courant, surtout si les électrodes sont distants, est véritablement des plus minimes, ce qui n'empêche pas une action physiologique et thérapeutique incontestée. A ce sujet, il est peut-être intéressant de rappeler la pile indiquée par Ciniselli, de Crémone, et dont il aurait obtenu des résultats thérapeutiques. Elle consiste simplement en deux plaques, l'une de cuivre et l'autre de zinc, réunies par un fil métallique et placées à demeure sur la peau, à une distance quelconque l'une de l'autre. C'est l'organisme qui représente le liquide. Cette simple et originale disposition aurait un défaut, c'est la disproportion entre la résistance intérieure et la résistance extérieure. Nous nous sommes assurés néanmoins qu'elle agit. Il serait peut-être bon, en raison de sa commodité, de l'essayer avec quelque suite.

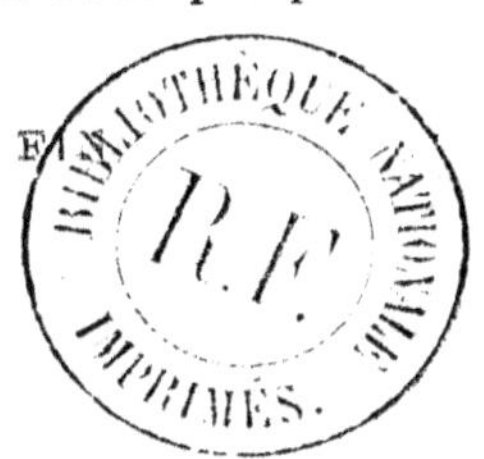

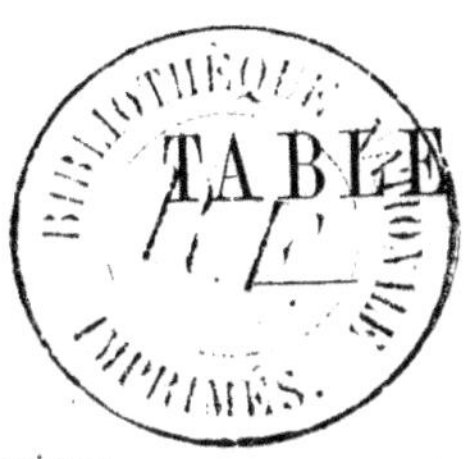

TABLE

Chapitre II

APPENDICE

Paris. — Typ. Tolmer et Isidor Joseph, r. du Four-Saint-Germain, 43.